LES GOUTTES GLACIALES *HELVETIQUES*,

Éprouvées dans nombre de Maladies ;

ET TRAITÉ

SUR L'USAGE

DES GOUTTES MERCURIELLES

Dans tous les Maux Vénériens ;

Par M. LANGHANS, Docteur en Médecine, & Médecin pensionné de la Ville & République de Berne :

Avec une Attestation de M. le Baron de HALLER, Médecin de Sa Majesté Britannique, du Conseil souverain de Berne ; Président de l'Académie des Sciences de Gottingue, Membre de celles de Paris, Londres, Berlin, &c.

TRADUIT DE L'ALLEMAND.

A GENEVE,

Et se vend à LYON,

Chez JEAN-MARIE BRUYSET, Imprimeur-Libraire, rue Merciere, au Soleil.

M. DCC. LIX.

M Onfieur Langhans, Médecin ordinaire de la Ville de Berne, m'ayant confié la compofition de fon Efprit des Glacières, foit Gouttes Glaciales Helvétiques, je n'ai rien trouvé dans leurs ingrédiens qui ne puiffe être falutaire. Il m'a préfenté enfuite plufieurs perfonnes qui avoient été affligées de différentes maladies, & qui fe font reconnues guéries par ce reméde ; & nommément de l'Anafarque, des Opilations, de la Pleuréfie, & de différentes autres incommodités, tant aiguës que chroniques. En foi de quoi j'ai figné ce Témoignage, & y ai appofé le fceau de mes armes. Berne le 26 Août 1758.

(L. S.)   ALBERT DE HALLER ;
Médecin de Sa Majefté Britannique, Préfident de la Société royale des Sciences de Gottingue, Membre des Académies royales des Sciences de Paris, de Londres, de Berlin, de Petersbourg, &c.

ATTESTATION

Des Médecins & Chirurgiens de la Ville de Berne,

Traduite de l'Allemand.

JE, souffigné, attefte, au nom & par l'ordre de Meffieurs de la Faculté de Médecine & de Chirurgie, prépofés aux Hôpitaux de la Ville de Berne par les Magiftrats de la République, que 24 expériences faites fous leurs yeux, de l'efficacité du reméde nouvellement découvert par M. le Docteur Langhans contre les maladies vénériennes, lefquelles ont été traitées felon la méthode prefcrite dans fa Differtation, ont exactement répondu à l'attente de l'Auteur & du Public, & ont eu un fuccès des plus heureux. En foi de quoi j'ai figné les préfentes, & fcellé du fceau de la Faculté. A Berne, le 20 Décemb. 1756.

(L. S.)   JACOB BAY,

Secrétaire du Collége de la Faculté de Médecine & de Chirurgie de Berne.

PREFACE

DE L'AUTEUR.

IL y a environ huit ans que ce reméde des Goutes Glaciales m'a été communiqué, & ensuite legué par Testament, par M. Salchlin de Zoffingue, Docteur en Médecine très-sçavant & très-expert. Je visitai ce Médecin, de mes parens, pour me procurer la guérison d'une fiévre lente, dont je fus attaqué dans le cours de mes voyages. La confiance que j'avois en fes lumieres & en fa probité, me détermina à fuivre fes confeils, & à faire l'effai de fon médicament, quoique inconnu fur moi-même; à peine en avois-je fait ufage pendant quelques jours, felon la méthode indiquée dans ce Traité, que je fus délivré entierement de ma fiévre. Il pouffa fon amitié jufqu'à fatisfaire ma curiofité fur la nature d'un médicament fi efficace; & à me faire part d'une infinité d'expériences qu'il avoit recueillies pendant la pratique d'une vingtaine d'années. Toutes ces expériences, jointes à celles que j'ai faites moi-même depuis huit ans, m'ayant convaincu de l'excellence de cette découverte ; je me suis cru dans l'obligation d'en faire part à la société, & d'en étendre le bénéfice à tous mes semblables. C'est par ce motif, que j'écris ce Traité.

Je n'offre point les Gouttes Glaciales comme un reméde universel. Je ne parle que des maladies dont elles ont opéré une guérison totale ; & ne fais aucune mention, ni de celles à l'égard desquelles

elles n'ont pas eu tout l'effet
que j'en espérois, ni de celles
dans lesquelles je n'ai pas encore eu des occasions assez fréquentes pour les éprouver.
Les expériences publiques
que j'offre de faire à mes
propres frais, dans tous les
Hôpitaux publics de l'Eu-
rope, feront connoître la
pureté de mes intentions, &
jusqu'où ce reméde pourra
mériter l'approbation & la
confiance du public. Je n'ai
que celles-ci à opposer à la
critique & aux passions des
ennemis de l'humanité.

J'ai fait choix dans mon

Traité des expreſſions les plus ſimples & les plus communes, en évitant, autant qu'il m'a été poſſible, les termes de l'art empruntés des langues mortes ; afin de me rendre intelligible & clair à tous ceux qui ſouhaiteront de ſe former une idée diſtincte de leur maladie, & des moyens de la guérir. Je m'eſtimerai plus heureux en parvenant à ce but, qu'en obtenant l'approbation de ceux qui ne font cas que d'un vain étalage d'érudition.

Je n'écris pas tant pour les Médecins, & pour ceux qui sont à portée de les consulter lorsqu'ils en trouvent de prudens & d'habiles, que pour le soulagement des malades privés de tous secours, & exposés sans ressource à souffrir & même à perdre la vie. De quelle consolation & de quelle utilité en effet ne doit pas être ce reméde, & l'instruction sur son usage, à un voyageur attaqué de quelque maladie imprévue ? Quel avantage n'en retirera pas un homme de mer, exposé par ses navigations à la putréfac-

tion de ſes fluides; mal preſque inévitable dans les grands
trajets & les longs ſéjours
maritimes, dont il ne ſau-
roit ſe garantir plus efficacement, que par l'uſage des
acides de notre médicament.
De quelle reſſource ne ſe-
ra-t-il pas à ceux que le
ſort ou le plaiſir fixent à
la campagne, où la lenteur
& la difficulté des ſecours
peuvent devenir très-fu-
neſtes?

Il eſt hors de doute, qu'un
Médecin qui emploiera ces
Gouttes ſelon la méthode

indiquée dans ce Traité, ne guériffe toutes lés maladies fpécifiées ci-après, avec plus de promptitude & de fureté que par toute autre voie connuë jufqu'ici. C'eft de quoi les Médecins les plus habiles & les plus éclai-rés de cette ville ont été convaincus par leurs propres expériences, dans les mala-dies même les plus dange-reufes.

Toutes les maladies dont il eft fait mention dans ce Traité, étant généralement connuës en tous les pays du monde, & ayant befoin à peu près du même traite-ment ; j'ofe me flatter que ce Traité & les Gouttes dont il explique l'ufage, deviendront d'une utilité gé-nérale. Il eft très-vrai, que les fiévres chaudes, putri-des & aiguës, font plus ou moins violentes, felon la nature du climat, le degré de la température & la qua-lité de l'air, & felon les dif-férentes efpéces de nourri-tures ufitées en différens lieux : cela n'empêche pas que ce reméde ne produife également tout l'effet defiré,

dès qu'on s'en fervira en dofes plus ou moins fortes, felon la nature de la maladie.

BERNE, *ce 3 Juillet 1758.*

D^r. LANGHANS.

AVERTISSEMENT.

LE prix d'un flacon de Gouttes Glaciales, pefant deux
onces, & fcellé du cachet de M.
Langhans, eft d'un écu de fix
livres.

Celui d'un flacon femblable
d'Effence Helvétique, ou de Gouttes Mercurielles, eft de vingt-
quatre livres.

Ceux qui en fouhaiteront n'au-
ront qu'à s'adreffer,

En Suiffe, à l'Auteur, à Berne;
à Meffieurs Heidegger Libraires,
à Zurich; à M. Kyburz, à Bafle;
& à M. Strouve, Apothicaire, à
Laufanne.

En Allemagne, à M. J. P.

Faffel , à la Couronne fleurie , à Francfort fur le Mein ; à M. Cotta Imprimeur de la Cour , à Stutt-gard ; & à Meſſieurs Petit & Dumontier , à Hambourg.

En Italie , Piémont & la Sa-voye , à Meſſieurs Ch. Lombard & Lanthelme , à Geneve ; à Meſ-ſieurs Muller & Ott , à Veniſe.

En France , à Etienne Theve-net , à l'enſeigne de S. Nicolas , rue Lanterne , à Lyon.

TABLE

TABLE

DES CHAPITRES ET PARAGRAPHES

Contenus dans ce Traité.

DES CHAPITRES.

TABLE
DES MATIERES

Contenuës dans le Traité des Gouttes
Mercurielles.

Fin de la Table.

LES

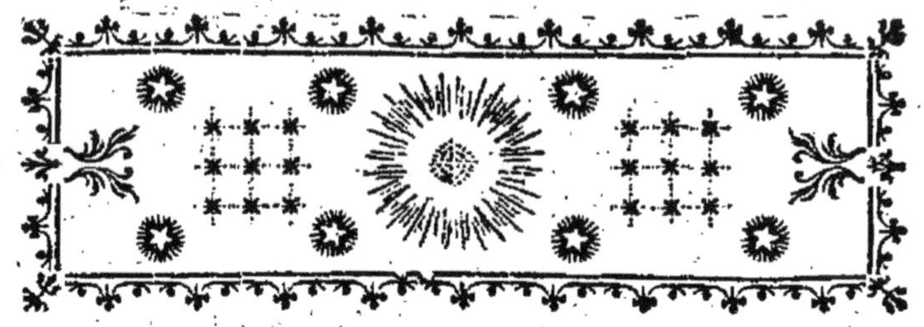

LES GOUTTES GLACIALES HELVETIQUES.

************ ********

INTRODUCTION.

CHAPITRE PREMIER.

De leur nature, leur compofition & leur découverte.

§. I.

LES Gouttes Glaciales Helvétiques formées du mê-
lange de deux efpéces de
fels tempérans, volatils & réfolu-
tifs, diffouts dans une certaine

A

quantité d'eau de glaces, ne font autre chofe qu'un efprit pénétrant & diffolvant.

Cet efprit ne contient rien de chaud : il a la propriété de garantir les fluides de notre corps de la putréfaction , de parer à l'épaiffiffement du fang & de la lymphe , de tempérer l'âcreté de la bile , & de diffiper l'obftruction de tous les vaiffeaux.

§. I I.

L'eau des glaces qui fubfiftent depuis des milliers d'années dans les glacieres de nos Alpes , a paru préférable à celle des fontaines ordinaires pour la compofition de ce reméde. Elle eft, en premier lieu, beaucoup plus legere & plus pure ; (a) car ces montagnes glacées font fi fort élevées au deffus de la mer,

[a] Voyez mon Traité des Glacieres de la Suiffe.

que les exhalaifons impures & groffieres de la terre, ni les infectes ve-
nimeux, ne fauroient y atteindre.

Ces glaces & les eaux qui en réfultent font d'ailleurs plus impre-
gnées de l'acide fubtil de l'air,
acide qui anime & qui conferve
tout ce qui vit & vegete. Une
preuve manifefte de cette impre-
gnation, eft la durée & la confervation de ces eaux, qui fe main-
tiennent environ vingt ans, fans
la moindre atteinte & la moindre
corruption. Elle a lieu infenfible-
ment fur ces pyramides de glace
qui couvrent des furfaces immen-
fes, & ces pyramides chargées
pendant une longue fuite de fiécles
de ces particules acides de l'atmof-
phére, en contiennent une quantité très-confidérable fixées par un
froid continuel qui s'oppofe à leur
évaporation. Auffi voit-on que les
maffes qui fe précipitent de tems

A ij

en tems du haut des rochers juf-
ques dans nos plaines, différent
totalement des glaces ordinaires,
& par leur couleur verdâtre & par
leur extrême dureté.

§. I I I.

Le fel des glacieres, qui fait l'in-
grédient principal & le plus efficace de ces Gouttes, eft un fel
par conféquent très-acide. On ne
l'a jufqu'ici trouvé que dans le voi-
finage des glacieres du canton de
Berne. On le tire d'un terrein pier-
reux : ce terrein fut autrefois couvert d'énormes monceaux de glaces qui fe font fondues peu à pe
par l'augmentation graduelle de
chaleurs de ces environs. Il reffem
ble par fa couleur, après avoir ét'
épuré, à un falpêtre très pur ; i
eft volatil & d'un goût acide. I
faut que la terre dont on le tire
ait eu dès long-tems quelque im

pregnation nîtreuſe propre à l'at-
traction de l'acide aërien ; puiſque
l'on obſerve que l'air dépoſe ſes
particules nîtreuſes en plus grande
quantité dans les lieux nîtreux par
eux-mêmes, que dans des endroits
marneux, trop chauds & deſtitués
de nître.

§. IV.

Ce ſel des glacieres doit ſa vertu
& ſes qualités à l'abondance des
acides de l'air & de la terre qu'il
renferme, qui ſont, pour ainſi dire,
l'ame de toutes les plantes, & qui
contribuent le plus à la conſerva-
tion de la vie animale. C'eſt ce
que perſonne n'ignore, & que M.
Berkley, Evêque de Wincheſter,
a ſi bien prouvé dans ſon Traité
de l'Eau de Goudron. Sans le ſecours des acides de l'air l'homme
tomberoit dans des fiévres aiguës,
dans le délire & dans des maladies

putrides. C'eſt par le défaut de l'air & de ſes acides, que ceux qui ſe trouvent long-tems enfermés dans le fond de cale des vaiſſeaux, dans des ſouterreins profonds, & dans des priſons étroites, tombent malades en peu de tems, & périſſent par des fiévres putrides. Tout notre corps & la plus grande partie de ſes liquides, ſont d'une nature putride, prompts à s'enflammer & à s'épaiſſir, ſi les acides que nous recevons par la nourriture & par la reſpiration ne prévenoient pas continuellement ces mauvais effets par leur qualité réſolutive & par leur volatilité.

§. V.

Si nous conſidérons la nature & la compoſition intime des fluides dont le ſang, qui eſt la ſource générale de tout le reſte des liquides de notre corps, eſt compoſé; nous trouverons que la quantité des parties alcalines, putrefcibles & diffolubles qui compofent notre corps, l'emporte de beaucoup fur celles qui font d'une nature acide ou mixte. Toute la partie rouge du fang, fa férofité, la lymphe, la bile & toutes les parties graffes & huileufes de notre corps font d'une nature inflammable & putrefcible : la partie mucilagineufe & aqueufe eft en beaucoup moindre quantité. Quant aux parties falines du fang, leur analyfe chymique démontre qu'elles font plutôt alcalines qu'acides.

Dans l'état de fanté les acides & les alcalis fe trouvent dans la proportion convenable ; ils fe temperent réciproquement & forment une efpéce de fel mixte ou neutre. Dès que la fanté commence à s'altérer, les fluides tendent auffi-tôt à la putréfaction, les alcalis n'étant plus fuffifamment liés par les acides.

C'eſt ainſi que , par exemple , dans le ſcorbut l'âcreté alcaline vient ſouvent à bout de ronger les vaiſſeaux ; & l'eau extravaſée dans les hydropiſies devient alcaline , puiſqu'elle fait une fermentation quand on la mêle avec des acides. Dèslors donc que notre ſang ceſſe d'être rafraîchi continuellement par des parties acides & nîtreuſes , ou que les muſcles du corps ſubiſſent des mouvemens exceſſifs & trop réitérés , ou que les fluides de notre corps ſe trouvent expoſés , ſoit à ſe trop échauffer par la longue impreſſion d'un air chaud , ſoit à ſe rallentir par celle d'un air froid & humide : il en réſultera une putréfaction & une diſſolution totale , & tout le ſang s'exhalera peu à peu en une vapeur volatile & puante.

§. VI.

On ne ſera point ſurpris de ce que j'indique un Reméde qui dé-

truit à la fois une infinité de maux,
lorfqu'on réfléchira à la quantité
prépondérante des parties fulphu-
reufes & putrefcibles de notre
corps, qui font la caufe de toutes
les inflammations & des fiévres
malignes ; & à l'infériorité des fels
acides capables d'y réfifter. Notre
Reméde, compofé de trois parties
d'acides, d'une partie alcaline,
& d'une partie d'un efprit volatil
& pénétrant, le tout lié par des
corroboratifs choifis & diffouts
dans l'eau la plus pure tirée de
nos glacieres éternelles, eft capable de corriger par lui feul la fource
la plus féconde des maux qui affli-
gent le genre humain. Les habitans de nos Alpes, trouvent dans
l'eau feule de leurs glacieres une
reffource toujours confolante contre les flux de ventre, les diffen-
teries, les migraines, la laffitude
de leurs membres & les fiévres

aiguës ; comme je l'ai remarqué dans mes obfervations phyfiques, fur l'origine des glacieres & fur la vallée de Siementhal.

§. VII.

Ces gouttes glaciales ont une odeur pénétrante & peu agréable, à caufe du mélange du fel ammoniac avec le fel naturel des glacieres.

Le fel ammoniac eft en foi-même un reméde tempérant & diffolvant, qu'on emploie avec beaucoup de fuccès dans la plûpart des fiévres.

L'efprit pénétrant de notre Reméde, provient d'un mélange de ces deux fels avec un fel alcali. Afin que nos goûttes puiffent être efficaces, non-feulement contre toutes fortes de fiévres, mais encore contre toutes les efpéces de maladies chroniques & lentes, caufées par l'affoiblißement & le relâchement des nerfs ; nous avons encore ajoûté à la force de ce Reméde, en y joignant des ingrédiens capables de rendre à un corps épuifé & affoibli fa force & fa vigueur. Je doute , qu'on trouve un reméde capable d'opérer aufli puiffamment & à la fois d'une part, le calme & le rafraîchiffement dans tous nos fluides ; & de l'autre, la vigueur dans tous nos nerfs.

CHAPITRE II.

De l'ufage des Gouttes glaciales dans toutes les efpéces de fiévres & de maladies inflammatoires.

§. VIII.

Des Fiévres aiguës & inflammatoires.

LOrfque l'on eft attaqué tout d'un coup d'un grand froid intérieur, d'un tremblement par tout le corps, de friffons, & enfuite de grande chaleur accompagnée d'une foif ardente, & quelquefois d'une douleur brûlante & perçante, de l'un ou de l'autre côté du corps ; lorfque dans les jours fuivans, la chaleur diminue le matin & augmente vers le foir, & caufe des rêveries & des délires : on fçait què dans ce cas on eft attaqué d'une fiévre aiguë

& d’une inflammation dans la partie douloureuse de son corps ; & l’on procéde à sa guérison,

1°. En tirant sept à quatorze onces de sang, & en repétant la saignée trois ou quatre fois, & plus, pendant les premiers jours, lorsque la violence de la fiévre & la douleur ne diminuent pas.

2°. Le malade prendra de trois en trois heures, quarante à soixante - dix gouttes de cet esprit glacial helvétique, dans une tasse de thé froid & foible, ou bien dans de la tisanne froide, faite du grus d’orge, ou dans quelqu’autre potion rafraîchissante. Il boira d’abord après les avoir pris, autant de thé ou de tisanne chaude qu’il pourra, afin de se procurer une douce transpiration.

3°. Vers le soir & pendant la nuit, on pourra lui donner de tems en tems, au lieu de ces gouttes glaciales, quelques cuillerées de lait d'amandes, tiéde, compofé de la maniere fuivante.

» Prenez une once & demie
» d'amandes douces pelées, une de-
» mi-once de femence de pavot,
» deux pincées de nître purifié, &
» une couple de cuillerées de fucre
» pilé ; verfez fur tout cela, peu
» à peu, un demi pot d'eau bouil-
» lante, broyez-le bien dans un
» mortier, & paffez-le par un linge
» propre.

4°. Si le malade eft conftipé, on lui donnera un lavement émollient, compofé d'eau, d'huile & de fel commun ; ou bien on lui fera manger fouvent pendant le jour, des pruneaux & des raifins de Corinthe, cuits avec une pincée de feuilles de fené.

5°. Pendant toute la durée de la fiévre, le malade s'abftiendra de tous les alimens & de toutes

les boiſſons, qui pourroient l'é-
chauffer. Il en choiſira au contraire, d'une nature à calmer l'ef-
ferveſcence du ſang & à réſoudre
& diſſiper l'inflammation ; tels que
l'orge, le grus d'avoine, le riz,
& autres bouillons de cette eſpéce ;
des compôtes de fruits acides,
comme des pommes, pruneaux,
cerifes, &c.

§. I X.

*De l'inflammation du Cerveau,
ou de ſes membranes, appellée
Phrénéſie.*

Lorſqu'on eſt non-ſeulement
attaqué d'une fiévre aiguë, décrite ci-deſſus (§. VIII.) mais
que de plus, on tombe dans un
délire ou un tranſport violent &
continuel, on appelle cet état-là,
phrénéſie ; elle conſiſte dans l'inflammation de quelques parties
intérieures du cerveau, qui nous

prive de l'ufage de la raifon, &
nous caufe un violent tranfport.

§. X.

Cette maladie exige 1°. une
faignée forte & réïtérée, fur-tout
pendant les trois premiers jours ;
& l'on tirera foir & matin au
malade, dix à quinze onces de
fang, foit du bras, foit du pied,
pour en diminuer la furabondance
& en dégager la tête.

2°. Il fera néceffaire de réfoudre au plus vîte & de rafraîchir
le fang épaiffi & enflammé au
cerveau, ce qui pourra fé faire en
adminiftrant au malade, de deux
en deux heures, jufqu'à la diminution du mal, de cinquante à
quatre - vingt gouttes de l'efprit
glacial helvétique, dans quelque
tifanne froide & rafraîchiffante,
de riz, d'orge, ou de limonade légere ; & en lui faifant boire im-
médiatement

médiatement après, copieufement de la même, mais tiéde ou chaude.

3°. On donnera au malade, fouvent pendant la nuit, & en plus grande quantité, du même lait d'amande que nous avons indiqué ci-deffus (§. VIII.) On lui tiendra le ventre libre par des clyfteres émollients, tiédes & réïtérés, on lui rafera la tête & on la lavera de tems en tems avec du vinaigre chaud.

4°. Il obfervera en mangeant & en bûvant, la même diéte que dans les fiévres aiguës & inflammatoires.

5°. Si malgré les faignées réïtérées, & l'ufage de ces gouttes glaciales, le mal ne céde pas dès le commencement, le malade appliquera encore les ventoufes au dos & aux cuiffes.

6°. Il fe baignera fouvent les

pieds, d'abord dans un bain tiéde, qu'on rendra enfuite plus chaud par degrés.

7°. Au cas que ni les ventoufes ni les lave-pieds n'euffent aucun effet, ou ne puiffent être employés ; on appliquera dès le fecond jour, au malade, un cataplâme à la plante des pieds, compofé de levain pétri avec du fel & du vinaigre, & on le renouvellera toutes les fois qu'il fe fera defféché.

§. X I.

De l'inflammation des yeux.

Une forte inflammation des yeux, eft toujours accompagnée de quelque degré de fiévre, & demande,

1°. Une faignée au bras, & des lave-pieds fréquens.

2°. La prife des gouttes glaciales, deux, trois, jufqu'à quatre fois par jour, dans du thé foible, comme il a été indiqué ci-deſſus, (§. VIII.)

3°. Que le malade évite le grand jour, qu'il ſe tranquillile, & qu'il applique chaudement à ſes yeux un linge ployé en trois ou quatre doubles, & trempé dans la prépa-ration ſuivante.

» Prenez le blanc d'un œuf dur, » du vitriol de la groſſeur d'une noi- » ſette, & dix à douze grains de » camphre. Pilez & broyez le » tout peu à peu dans un mortier » de pierre, en y ajoutant ſix à » huit onces d'eau tiéde ; exprimez » la liqueur au travers d'un linge » propre, & ſervez-vous en pour » vos compreſſes.

4°. Qu'il obſerve la même diéte que nous avons recommandée dans les fiévres aiguës & inflammatoi-res, (§. VIII.) juſqu'à ce que l'in-flammation ait ceſſé totalement.

5°. Si après trois jours, la fiévre

ni l'inflammation ne cédent pas,
il faudra, ou réitérer la faignée
au bras, ou le ventoufer à l'é-
paule & le purger le lendemain.

§. XII.

De l'Efquinancie, ou mal de gorge.

Nous entendons par cette expref-
fion, une inflammation des mufcles, des fibres, ou des glandes de
la partie fupérieure de la trachée
artére & du canal qui conduit à
l'eftomac, accompagnée de fiévre,
de difficulté de refpirer ou d'avaler. On la diftingue en différentes
efpéces, plus ou moins violentes
& dangereufes, mais qui fe gué-
riffent toutes le plus promptement
& le plus fûrement qu'il eft poffible, par la méthode fuivante.

§. XIII.

1°. On faignera le malade dès le
commencement du mal, quelques
jours de fuite, foir & matin, du

bras ou du pied, felon fa portée.

2°. Il prendra les gouttes glaciales de la même maniere, que ci-deſſus (§. XI.).

3°. Il uſera de la même diéte.

4°. On fera prendre au malade pluſieurs lave-pieds, & pluſieurs lavemens (§. VIII.).

Et ſi la maladie ne diminue pas à la troiſiéme ſaignée, on lui appliquera les ventouſes aux épaules.

5°. Le malade ſe ſervira chaque jour, à différentes repriſes, du gargariſme ſuivant, tiéde; & s'il ne peut pas ſe gargariſer, on le lui injeĉtera au moyen d'une ſeringue.

» Prenez du vitriol bleu, de la » gróſſeur d'une noiſette, fondez- » le au-delà de la moitié dans une » bonne chopine d'eau chaude; » verſez y enſuite ſix cuillers plei- » nes de bon vinaigre, & autant » d'eau-de-vie camphrée, & votre » gargariſme ſera fait.

6°. Enduifez avec de l'huile de Camomille, une piéce de peau, ou pelliffe d'agneau, prife du deffous du col, & enveloppez le col du malade avec. Au défaut de cette pelliffe, appliquez-lui des cataplâmes compofés de mie de pain blanc, de fleurs de camomille, ou de fiente de pigeon, bouillis enfemble, exprimés fortement dans une ferviette & appliqués chaudement. On fera attention de ne les jamais laiffer refroidir au col.

7°. Le malade fera bien de quitter le lit le plutôt qu'il lui fera poffible, & de fe tenir le ventre toujours libre, foit par des lavemens, foit par l'ufage des tamarins.

§. XIV.

S'il n'y a que la luette enflamée, fans fiévre confidérable, il fuffira que le malade fe faffe faigner une fois du bras ; qu'il prenne pendant quelques jours, foir & matin, de 40 à 70 gouttes d'efprit glacial, & qu'il fe purge enfuite doucement à deux reprifes. Il hâtera fa guérifon en fe fervant du gargarifme indiqué cy-deffus (§. XIII.)

On guérira encore par la même méthode un mal de gorge ordinaire, où les glandes du col fe trouvent engorgées de férofités & de vifcofités, fans qu'il foit néceffaire de recourir à la faignée.

§. XV.

De l'inflammation des Poumons, ou de la Péripneumonie.

Nous appellons Péripneumonie la maladie qui réfulte d'une inflammation des poumons, accompagnée d'une fiévre ardente & d'une refpiration difficile, pefante, accélerée & pleine d'angoiffes. Le

malade fent une oppreffion à la poitrine ; les yeux & le vifage s'enflent, les joues deviennent rouges,
& le pouls s'arrête quelquefois ; il
tombe dans des accès d'affoupiffe-
ment, de léthargie & de rêveries ;
il touffe fouvent, & crache enfin
une matiere jaunâtre, mêlée de
fang.

§. XVI.

Le traitement de cette maladie
eft le même que celui d'une pleu-
refie : il exige, 1°. de fréquentes
faignées dès le commencement,
de huit à quinze onces.

2°. L'ufage des gouttes glaciales,
tel que nous l'avons prefcrit cy-
deffus (§. X.).

3°. Le malade s'humeétera fouvent avec le lait d'amandes, tel
que nous l'avons indiqué (§. VIII.)
avec l'addition de 10. à 15. grains
de camphre broyé avec le nître.

4°. Si les inquiétudes & les an-

goiſſes ſont violentes, on appliquera au gras des jambes du malade
des véſicatoires, & on lui ordonnera des lavemens.

5°. Il ſe gouvernera dans ſa diéte
comme nous l'avons indiqué cy-
deſſus (§. VIII.) dans le cas des
fiévres aiguës & inflammatoires.

6°. Plus le malade s'humectera
avec des tiſannes rafraîchiſſantes,
tiédes, & autres potions tempé-
rantes, plutôt la maladie ſe guérira. C'eſt ce qui arrive ordinairement en cinq où ſept jours.

7°. Après la guériſon, & même
pendant la cure, le malade fera
très bien de prendre tous les matins pendant quelque tems, du petit lait : il pourra même s'en ſervir
au lieu de tiſanne.

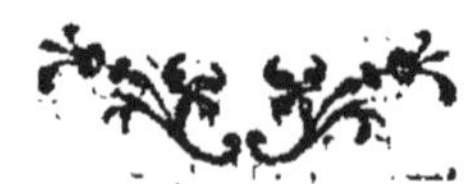

§. XVII.

De la fauſſe Péripneumonie.

Cette eſpece d'inflammation des poumons ſe forme ordinairement au commencement de l'hiver par un froid ſubit, & au printems par une chaleur ſubite & humide de l'air. Les perſonnes âgées pleines de glaires & de ſéroſités, y ſont plus ſujettes que les jeunes gens. Elle attaque quelquefois peu à peu, & d'autres fois tout d'un coup, avec une forte oppreſſion & des douleurs ſourdes à la poitrine. Elle eſt accompagnée d'une fiévre, quoique preſque imperceptible, d'une forte toux, d'angoiſſes & d'inquiétudes qui vont en augmentant, d'une peine à reſpirer, de maux de tête & d'une grande chaleur au viſage. Tous ces ſymptomes empirent de plus en plus, & le malade eſt enfin ſuffoqué , ſi l'on n'a pas ſoin de réſoudre à tems la matiere épaiſſie dans les poumons, & de l'évacuer.

§. XVIII.

Toute la cure de cette maladie conſiſte , 1°. à obvier par une prompte ſaignée à l'affluence du ſang & des humeurs qui ſe portent avec excès aux vaiſſeaux de la poitrine.

2°. A réſoudre , à atténuer & à évacuer , ſoit par l'urine , par les ſelles , ou par la tranſpiration , la matiere actuellement croupiſſante dans les vaiſſeaux des poumons & de la poitrine. Ce qui ne manquera pas de s'effectuer, en donnant journellement de trois en trois heures au malade 50. à 70. gouttes glaciales dans une tiſanne tiéde , d'eau commune , adoucie par du miel , ou dans une taſſe tiéde de thé foi-

ble, & en lui faifant boire auffi-tôt
après une bonne potion chaude.

3°. Si au quatrieme ou cinquieme
jour la maladie ne commence pas
à céder, on aura recours aux véficatoires, qu'on appliquera au dos
du malade ; & on continuera l'ufage des gouttes jufqu'à fon entiere
guérifon.

4°. Il obfervera la diéte recommandée cy-deffus (§. VIII.)

§. XIX.

De la Pleuréfie ou point de côté.

Cette maladie naît d'une inflammation & de la ftagnation du fang
dans les artéres des côtes & des
membranes internes de la poitrine.
Elle commence ordinairement à
s'annoncer par un grand appétit,
des friffons, du froid, de la foibleffe & de la laffitude dans les jointures : à ces fymptomes fuccédent

auſſi-tôt une grande chaleur, une ſoif ardente, une douleur ſenſible & perçante en reſpirant, à l'un ou l'autre côté de la poitrine ; une toux forte, féche ou accompagnée de crachemens. Tous ces ſymptomes augmentent de jour en jour.

§. X X.

Ce mal exige à peu près le même traitement qu'une forte inflammation des poumons.

1°. Il faut d'abord procéder à une forte ſaignée du bras de dix à quinze onces, & la réitérer ſouvent pendant les premiers jours.

2°. On donnera au malade dès le commencement de deux en deux heures 50. à 80. gouttes de l'eſprit glacial, dans du bouillon tiéde, clair & paſſé d'orge ou de grus d'a-voine, ou dans du thé pectoral or-dinaire ; & on lui fera boire immé-diatement après copieuſement &

chaudement du même thé pectoral ou de quelqu’autre liquide chaud , pour l’entretenir dans une moiteur constante.

3°. On commencera dès le second jour vers le soir & pendant la nuit, à lui donner fréquemment une couple de cuillerées du même lait d’amandes que nous avons conseillé cy-dessus (§. XVI. & VIII.) & il aura soin de se bien humecter avec du thé chaud ou des bouillons au grus.

4°. Pour appaiser les douleurs perçantes de la poitrine, on donnera de tems en tems au malade une couple de cuillers à caffé pleines d’huile d’amandes douces mêlée avec autant de syrop de pavot ou de guimauve. On pourra en même tems lui appliquer chaudement sur la partie douloureuse, ou le cataplâme indiqué cy-dessus, (§. XIII.) ou y attacher une vessie remplie de lait ou d'eau chaude. Il tâchera aussi par des lavemens de se maintenir le ventre libre.

§. XXI.

De la fausse Pleurésie.

L'on n'a jamais besoin de plus de cinq à sept jours pour guérir cette maladie radicalement par notre méthode.

Dans une fausse attaque de pleurésie où il n'y a qu'une legere inflammation dans les muscles extérieurs de la poitrine, accompagnée d'une fiévre aiguë ordinaire, il suffira de tirer au malade du bras 12. à 14. onces de sang ; d'appliquer à l'endroit sensible à l'attouchement un cataplâme émollient, & de prendre trois ou quatre fois par jour des gouttes glaciales dans la dose & de la maniere prescrites cy-dessus (§. XX.).

§. XXII.

De la Paraphrénéfie.

On donne ce nom à l'inflammation du diaphragme, qui fe manifefte par une fiévre aiguë, par une
douleur prefque infupportable au
deffous & à côté de la poitrine,
fur-tout dans l'infpiration, par une
violente toux, des éternuemens,
du dégoût, des vomiffemens ; par
la contraction du bas ventre, lorfque le malade veut uriner ou aller
à la felle ; par une refpiration cour-
te, pénible & bornée à la partie
fupérieure de la poitrine ; par un
grand trouble dans l'efprit, des
contorfions de la bouche, & un
rire particulier & convulfif.

§. XXIII.

Cette maladie fe guérit comme
la pleuréfie. Nous n'y ajouterons
que

que l'attention à bien faigner le malade dès le commencement, & à lui donner un ou deux lavemens chaque jour, afin de bien amollir les inteftins, & d'attirer le fang dans les parties inférieures du corps. De plus on donnera au malade, dès le foir du premier jour, du lait d'amande camphré, tel que nous l'avons prefcrit (§. VIII. & XVI.)

§. XXIV.

De l'inflammation du Foie.

Lorfqu'on eft attaqué tout d'un coup d'une douleur avec une forte tenfion fous les fauffes côtes à la droite des lombes, accompagnée d'une violente fiévre, d'une grande chaleur, de foif & d'angoiffe, & lorfque l'urine, la peau & le blanc des yeux prennent une couleur jaune, on peut conclure que le foie fe trouve enflammé, & qu'il

C

y a une obstruction dans les con‑
duits de la bile.

§. XXV.

Le siége de cette maladie, la vî‑
tesse avec laquelle elle dégénere
en gangréne, en ulcere, en squir‑
rhe, & en d'autres maux dange‑
reux, la rendent des plus redou‑
tables.

1°. Elle demande, en premier
lieu, lorsque la fiévre & la douleur
font excessives, une saignée du
pied de dix à treize onces, afin de
prévenir la gangréne.

2°. Pour résoudre au plus vîte
l'obstruction des vaisseaux, & ob‑
vier par là à la putréfaction du
sang qui se fait très-vîte dans cette
partie du corps, on donnera au
malade toutes les deux ou trois heu‑
res du jour de 50. à 70. gouttes
glaciales helvétiques dans de la li‑
monade froide ou tiéde, & on lui

fera boire d'abord après une grande quantité de tifanne chaude : dans l'intervalle il pourra se servir d'une tifanne de chicorée & de dent de lion, qu'il prendra chaude.

3°. On aura soin de lui appliquer souvent chaudement les cataplâmes émollients décrits cy-dessus, (§. XIII.) sur la partie souffrante, & de maintenir la liberté du ventre par des clysteres adoucissans.

4°. Dès que la fiévre & les douleurs diminueront, on fera prendre tous les jours au malade quelques cuillers à caffé pleines de tamarins préparés, jusqu'à ce que la blancheur des yeux soit rétablie, & que la fiévre ait cessé entierement.

§. XXVI.

On ne peut résoudre un état actuel d'endurcissement & de squirrhosité du foie par aucun reméde que par un long usage des sucs de

cerfeuil, de creffon, de beccabun-
ga ou berle, & de dent de lion,
mêlés avec la même quantité de fuc
d'écreviffes vives pilées & expri-
mées : le malade en prendra tous
les matins deux taffes tiédes, c'eft-
à-dire une de chacune des deux efpéces de fucs mêlés enfemble. Le
foir en fe couchant il prendra jufqu'à fon entiere guérifon cinquante
gouttes glaciales dans de la tifanne
de chicorée & de dent de lion. Il
ufera de peu ou point de viande &
de vin à fes repas ; mais préférera
des compôtes de fruits acides, des
légumes & jardinages rafraîchif-
fans. C'eft le régime que nous recommandons pareillement à ceux
qui font attaqués d'une inflammation au foie.

§. XXVII.

Des épanchemens de la Bile.

Dans les cas ordinaires de quelque épanchement de bile, arrivé par un excès de joie, de colere, de chagrin, de terreur ou de frayeur, il suffit de prendre pendant quelques jours, soir & matin, une prise d'esprit glacial dans une infusion amere de petite centaurée, de tréfle de marais, de chardon béni, ou seulement dans de l'eau pure, & de se purger ensuite doucement une couple de fois.

§. XXVIII.

De l'inflammation de l'Estomach & des Intestins.

N'ayant point expérimenté l'effet des gouttes glaciales dans ces deux espéces d'inflammations, je ne saurois en décider avec cette affurance avec laquelle une expérience réitérée m'a donné le droit de parler de toutes les précédentes & des fuivantes. S'il étoit permis de hazarder quelques conjectures, je croirois que leur effet ne fera pas moins falutaire dans celles des inteftins, aufquels elles ne peuvent parvenir que médiatement, en s'en fervant de la même maniere que dans les fiévres chaudes.

§. XXIX.

De l'inflammation & de la douleur des reins.

Non feulement les poumons & le foie, mais les reins font pareillement garnis & entrelacés d'une infinité de vaiffeaux fanguins, de l'obftruction defquels peut réfulter une inflammation. On reconnoît cette maladie par

une douleur perçante, brûlante
& violente près du milieu de l'é-
pine du dos ; par une fiévre aiguë ; par la diminution de l'urine,
& par fa couleur de feu & d'un
rouge foncé ; par une efpéce de
paralyfie à la cuiffe la plus voi-
fine au rein enflammé ; par une
douleur à la partie des lombes &
du fcrotum, qui eft du côté du
rein affecté ; enfin par des tran-
chées, des vomiffemens de bile,
& de fréquens rapports amers de
l'eftomach.

§. XXX.

Cette maladie exige dès le
commencement, 1°. une ou plufieurs faignées, foit du bras, foit du
pied, de dix à quatorze onces ;
2°. un ou deux lavemens par jour ;
3°. trois, quatre prifes & plus par
jour, des gouttes glaciales, en
bûvant copieufement de la ti-

fanne chaude, faite de racines de regliffe & de guimauve ; ou, ce qui vaut encore mieux , du petit lait chaud.

4°. Le malade tâchera , autant qu'il lui fera poffible, de fe tenir au lit fur fon féant.

5°. Il fe baignera de tems en tems dans de l'eau & du lait tiédes ; ou au défaut du bain , il aura recours à des cataplâmes émollients (§. XIII.) appliqués chaudement aux parties enflam- mées & douloureufes.

6°. Il arrive quelquefois, que l'inflammation & la rétention de l'urine dans l'une ou l'autre par- tie des reins, caufe au malade une douleur infupportable : en ce cas, on lui donnera après l'avoir faigné & rafraîchi par des lavemens , une demi - once de fyrop de pa- vots , qu'il prendra entiere dans du petit lait, ou de la tifanne

tiéde , le matin , le foir & la nuit ,
afin de relâcher la tenfion exceffive , & de procurer à l'urine un
libre paffage des reins à la veffie.

7°. Son régime fera reglé fur
celui d'une fiévre aiguë (§. VIII.).

§. XXXI.

Des inflammations dans les par-
ties externes.

Toute inflammation extérieure
du corps , en quelque partie qu'elle
fe manifefte , s'annonce par les
mêmes fymptomes , faciles à re-
connoître. Elle eft toujours accompagnée d'une fiévre plus ou
moins forte , & fe déclare d'a-
bord par une douleur violente ,
brûlante , pulfative , qui augmente
de plus en plus ; par une rougeur
& une chaleur extérieure à la partie affeétée , & par une tumeur ,
ou une enflure , plus ou moins
confidérable.

§. XXXII.

Dans le cas d'une inflammation très-forte , qui fe reconnoît
aifément par le degré des fymptomes mentionnés cy-deffus , on
commencera ,

1°. à proportion de l'âge du
malade , à lui tirer fept à douze
onces de fang du bras , avant que
l'inflammation fe forme en ul-
cére.

2°. Il obfervera la diéte des
fiévres aiguës (§. VIII).

3°. Il prendra trois ou quatre
fois le jour la dofe ordinaire des
gouttes glaciales de Suiffe , dans
du thé foible.

4°. Il appliquera de tems à
autre à l'endroit douloureux , les
cataplâmes émolliens de ci-deffus
(§. XIII.) & il le parfumera ,
en verfant fur une tuile ardente
quelques cuillers à caffé pleines de

l'esprit glacial, dont il dirigera la vapeur par un entonnoir, vers la partie enflée. Cette fumigation faite, il y rappliquera chaudement le cataplâme, & le couvrira.

CHAPITRE III.

Des Fiévres catarrhales, des Rhumes & des Fluxions simples.

§. XXXIII.

LA fiévre catarrhale est une espéce de fiévre continue, qui cependant s'abbat quelquefois pendant le jour : quoiqu'on y soit exposé en toute saison dès que la transpiration des pores se trouve suspendue & repoussée, on la prend néanmoins pour l'ordinaire au printems & en automne, par le froid humide de l'air. Elle eſt accompagnée d'une peſanteur & de laſſitude dans les jointures, d'une tenſion au dos, d'alternatives de friſſons & de chaleurs, & d'une ſenſibilité aux muſcles de tout le corps. La tête s'appeſantit; le front s'échauffe; le nez devient d'abord ſec, après quoi il s'enfle un peu chez quelques-uns, & diſtille une eau âcre & ſalée qui fait ſouvent éternuer le malade. Souvent les yeux lui pleurent; & quelquefois il arrive que les amigdales, ou les glandes du col, s'enflent, & que l'extrémité du nez devient rouge & s'écorche par l'âcreté de l'humeur qui en découle. Quand cette humeur âcre ſe jette des narines ſur la trachée artére, ou ſur les poumons, elle cauſe une toux ſubite, forte, & ſouvent de longue durée.

§. XXXIV.

1°. Si le malade est attaqué fortement de ce rhume, ou de cette fiévre catarrhale, & s'il est d'un tempérament sanguin ; on pourra aussi-tôt lui faire tirer dix à quatorze onces de sang, du bras ou du pied ; sinon, il prendra dès le premier jour de trois en trois heures, quarante à soixante-dix gouttes glaciales dans du thé pectoral ordinaire refroidi, ou dans une légere infusion de scordium. Il boira ensuite beaucoup & souvent du même thé, ou de la même infusion chaude, afin de se procurer une transpiration libre, & une expulsion de l'humeur âcre & salée.

2°. Le second jour de la maladie & les jours suivans, pendant que la toux & la fiévre subsisteront encore, il suffira de prendre foir & matin, une dofe de gouttes glaciales dans une tifanne de graines de genievre froide ; (en infufant une bouteille d'eau bouillante fur une pincée ou dix-huit de ces graines pilées) & de boire incontinent après de la même tifanne chaude.

3°. Si après quelques jours la fiévre ne céde pas encore, on en hâtera la guérifon, en prenant une couple de fois, en fe couchant, un grain d'opium, ou quinze gouttes de laudanum liquide de Sydenham, avec un verre de tifanne chaude.

§. XXXV.

Quant au régime que le malade devra obferver, il fera très-bien de fe gouverner dans cette fiévre, comme dans une fiévre aiguë (§. VIII), au moins jufqu'à l'époque de fa diminution ; & de tâcher de se tenir le ventre libre par des lavemens émolliens, & par des nourritures apéritives & adoucissantes; ce qui contribuera beaucoup au rafraîchissement de son corps, & à modérer ses maux de tête.

CHAPITRE IV.

Des Fiévres malignes & exanthematiques.

§. XXXVI.

NOus entendons par fiévres malignes, toutes celles qui nous attaquent d'abord avec un abbattement entier de nos forces, une tristesse peu ordinaire, & un mécontentement de soi-même sans cause; le malade tombe dès le premier ou le second jour en rêverie; son urine & ses selles ne lui causent aucune sensation ; ses yeux s'altérent dès le commencement & deviennent farouches ; sa langue se séche ; son haleine devient brûlante, & tout son corps parvient à un degré de chaleur excessif, sans qu'il ressente aucune soif ; son urine & son pouls ressemblent cependant à ceux d'une personne en santé : le malade souffre des maux de tête violens, sans qu'on y apperçoive aucun excès de chaleur ; il sent de fortes douleurs au dos & aux lombes, qui commencent par de grands frissons, par des sueurs legeres & passageres, & par quelques gouttes de sang pâle qu'il perd du nez. Quelquefois la maladie se déclare par un vomissement violent, & par une douleur brûlante dans l'estomach.

§. XXXVII.

§. XXXVII.

Il y a peu de fiévres du genre exanthématique qui ne foient fufceptibles de ce degré de malignité. C'eſt ce qui nous engage à entrer un peu plus dans le détail fur la nature & la cure des fiévres malignes en général , avant de traiter chaque efpéce en particulier.

Dans toutes les fiévres malignes le fang approche le plus de fa diſſolution entiere , comme on le voit par les faignées. Car dans la premiere faignée il paroît enflammé comme celui d'un pleurétique ; à la feconde faignée & dans les fuivantes , il acquiert déja de la putréfaction, il eſt limpide, caillé & femblable à une lavure de chairs cruës. Le danger de cette fiévre eſt proportionné à la différente vîteſſe de cette diſſolution ;

D

& c'eft ce qui fait qu'il y en a de plus ou moins difficiles à guérir.

§. XXXVIII.

Le principe de toutes les fiévres malignes n'eft qu'un haut degré de l'épaiffiffement du fang & de fa férofité, ainfi que de fon inflammation. Si l'on ne détruit pas fur le champ la caufe jufqu'ici inconnuë de cet épaiffiffement & de cette inflammation, il en réfulte en peu de tems une putréfaction totale de tout le corps : c'eft pourquoi nous recommandons à tous ceux qui peuvent être affligés d'une maladie auffi dangereufe, le traitement fuivant, fondé également fur la raifon & fur l'expérience.

1°. Dès que le malade fe fent incliné au vomiffement, ou qu'il vomit même, on lui donnera auffi-tôt un doux émétique dans de l'eau tiéde ; comme par exemple,

vingt à trente-cinq grains d'ipecacuanha, pour un adulte quinze,
& pour un enfant cinq.

2°. On lui tirera dès le même
foir, ou le lendemain matin,
cinq à quinze onces de fang, du
bras ou du pied.

3°. Après la faignée, & enfuite
de deux en deux heures, le malade prendra cinquante à quatre-
vingt gouttes de l'efprit glacial,
avec beaucoup de limonade ou
de l'eau de fontaine ordinaire,
chaude, & dans laquelle ou aura
délayé un peu de miel, ou de
l'orgeat chaud, rendu agréable-
ment acide par un peu d'efprit de
vitriol.

4°. On appliquera au malade
un bon veſſicatoire entre les
épaules, ou fur les deux gras de
jambe.

5°. Vers le foir & pendant la
nuit, il prendra l'émulfion d'a-

mandes, avec l'addition de trente à quarante grains de camphre broyé & trituré avec du nître, comme nous l'avons prescrit cy-deſſus (§. VIII. & XIII.). Il en réſultera une forte ſueur, qui ſera accelerée & entretenue pendant vingt-quatre heures, en bûvant copieuſement & chaudement ſur le lait d'amandes, du thé de mé-liſſe, de bétoine, ou quelqu'autre thé de cette eſpéce.

6°. Le malade continuera l'u-ſage des gouttes & de l'émulſion d'amandes, juſqu'à la deſtruction totale de ſa fiévre, & à ſon en-tier rétabliſſement.

7°. Son régime de vie ſera le même que celui de la fiévre ai-guë (§. VIII.)

§. XXXIX.

De la Fiévre pourprée.

On donne ce nom à cette espéce de fiévre, à cause des taches rouges qui se manifestent sur la peau pendant la maladie. Elles sont environ de la grandeur d'une tête d'épingle, un peu plus grandes les unes que les autres. Cette fiévre est ordinairement ardente, accompagnée d'une toux séche & d'une respiration difficile ; les taches se manifestent d'abord sur la poitrine & aux jointures des coudes ; au bout de deux jours elles commencent à devenir plus foncées, un peu élevées & rudes à l'attouchement ; enfin elles blanchissent à leur pointe, & c'est un indice de leur maturité.

Lorsque ces taches deviennent pâles & blanchâtres, que le malade tombe fubitement dans un anéantiſſement de toutes ſes forces, accompagné d'un redoublement de fiévre, de vomiſſemens, de rêveries, d'angoiſſes & d'oppreſſion à la poitrine ; alors il ſe trouve atteint d'une pourpre blanche, qui n'eſt autre choſe qu'une gangréne de la peau.

§. X L.

Dans le cas d'une fiévre pourprée ordinaire, peu violente, & qui céde pour la plûpart du tems après l'éruption des taches ; il n'y a qu'à entretenir le malade dans une douce tranſpiration, & à empêcher le redoublement de la fiévre. On obtiendra l'un & l'autre, en donnant une couple de fois par jour au malade une doſe de gouttes glaciales dans du thé pectoral ou autre, de la manière indiquée cy-deſſus (§. VIII.)

Si le ventre eſt conſtipé , on lui rendra ſa liberté par des lavemens émolliens, afin d'éviter les grandes oppreſſions de la poitrine.

§. X L I.

De la Fiévre miliaire.

Si les taches changent leur couleur pourpre en veſſicules blanchâtres, alors la fiévre devient miliaire. Les femmes en couche y ſont ſouvent expoſées, lorſque les lochies ſont arrêtées, ou qu'il arrive quelque léſion à la matrice en accouchant. Alors ſe manifeſtent les triſtes ſymptomes détaillés cy-deſſus, (§. XXXIX.) ſuivis ordinairement d'une mort inévitable.

Dans ce cas on traitera la perſonne malade de la même maniere que nous venons de preſcrire, (§. XXXVIII.) dans les fiévres malignes.

§. -XLII.

De la Rougeole.

On reconnoît cette maladie par des taches tant grandes que petites, qui se manifestent à la peau, moins rouges que les taches pourprées & scarlatines, presque insensibles à l'attouchement, qui causent de la douleur dans leur éruption au dos, aux lombes & aux cuisses. Les frissons & la chaleur se succedent alternativement, comme dans les fiévres catarrhales. Les yeux pleurent au malade, sa tête s'appesantit, il éternue souvent, tombe en assoupissement, & s'éveille quelquefois en sursaut. Chez les petits enfants ces symptomes sont souvent accompagnés de fortes convulsions & de tiraillemens des membres. A tout ceci succédent ordinairement une forte

fiévre, de la toux & des rêveries
ou des délires.

Au bout du fecond ou quatrieme jour fe fait enfin l'éruption des
taches, premierement au vifage,
enfuite aux bras, & alors la fiévre commence à céder, ainfi que
les autres fymptomes.

§. XLIII.

1°. Si la fiévre & les autres accidens ne font pas trop violens, le
malade fe conduira felon les régles prefcrites cy-deffus (§. XL.)

2°. Si au contraire ils le font à
un degré confidérable, on lui
donnera vers le foir quelques cuillerées du lait d'amandes, indiqué cy-deffus (§. VIII.) & on
lui fera boire après du bouillon
de grus d'avoine.

3°. Si la toux eft forte, on lui
prefcrira de tems en tems, pendant le jour, une cuiller à caffé

pleine de syrop de pavots & de guimauve, en l'humectant beaucoup avec des infusions pectorales chaudes.

4°. Enfin après quatre jours, lorsque la maladie sera entierement dissipée, on purgera le malade pendant une couple de jours, avec une purgation ordinaire.

§. XLIV.

De la petite Vérole.

Cette maladie consiste en de petites taches rouges, qui font autant de petites inflammations de la peau, & qui se changent peu à peu en petites pustules, & enfin en petits abscès. Quelquefois elles se confondent, de façon que de trois, quatre, ou cinq, il ne se forme qu'une seule pustule : alors on l'appelle la petite vérole confluente. Si au contraire ces boutons reſtent ſans ſe communiquer, elle eſt ordinaire & moins dangereuſe que la premiere. L'une & l'autre eſpéce commence par des tremblemens, des friſſons, des chaleurs, des douleurs de tête & de reins, des vomiſſemens chez les enfans, & chez les adultes par de fortes ſueurs, qui ſont des ſymptomes de bon augure dans cette maladie. De plus, on ſent de la douleur au creux de l'eſtomach quand on le preſſe de la main.

Quelquefois, & ſur-tout chez les enfans qui ont leurs dents, il ſe manifeſte des accès de convulſions, qui ſont des indices de l'approche de l'éruption. Les malades, ſoit enfans, ſoit adultes, ſont tellement aſſoupis & comme étourdis, qu'ils ne peuvent guéres quitter leur lit. Lorſque ces ſymptomes ſe manifeſtent, à quelque âge que ce soit, le malade peut compter dès le quatre, cinq, ou sixiéme jour, sur l'éruption de petites taches rougeâtres sur son visage, son cou, sa poitrine & les autres parties de son corps ; après quoi la fiévre & les autres symptomes commencent à diminuer un peu ; mais en échange, il survient au palais & à la gorge une tension & une douleur, qui augmentent à mesure que les pustules parviennent à leur maturité, jusqu'à ce que celles-ci commencent à sécher.

Vers le huitiéme jour, à compter depuis la premiere attaque de fiévre, les boutons commencent à s'élever, à blanchir, & à être tendus ; de maniere que les paupieres se ferment, que le visage, les mains & les doigts s'enflent, & que les vésicules deviennent successivement plus blanches, jaunâtres & rudes.

L'onziéme jour, l'enflure & l'inflammation du visage baissent, & les pustules, devenues foncées, se sechent. Le ventre est chez la plupart de ces malades, constipé pendant toute leur maladie ; & ceux qui succombent, meurent à l'ordinaire le huitiéme ou l'onziéme jour. Ce que nous venons de dire jusqu'ici, regarde l'espéce de la petite vérole qui n'est pas confluente.

Dans la confluente, tous ces mêmes symptomes, la fiévre, l'inquiétude, l'oppression, l'ab-battement, le dégoût, le vomissement, sont beaucoup plus forts. Souvent une abondante diarrhée précede l'éruption qui la suit deux ou trois jours après. Mais alors la fiévre & le reste des symptomes ne diminuent pas autant que dans la petite vérole ordinaire ou bénigne, & les pustules ne s'élevent

pas autant , mais s'élargiſſent &
couvrent preſque tout le viſage
comme une veſſie. Après le huitiéme jour elles commencent auſſi
à devenir grisâtres & rudes , &
ſechent vers le quatorze ou quinziéme jour. Le onze , quatorze ou
dix-ſeptiéme jour , ſont dans cette
eſpéce de petite vérole , pour le
malade , les jours les plus dangereux.

§. XLV.

Il arrive quelquefois que dans
certaines années & dans certaines
ſaiſons , ni l'une ni l'autre de ces
deux eſpéces de petite vérole ne
ſont point dangereuſes ni violentes ; & que de cent perſonnes
qui en ſont attaquées , il en meurt
à peine une ou deux. Mais il y a
par contre, des temps , où par
une diſpoſition particuliere de l'air,
qui m'eſt inconnue , la qualité al-

caline, ou le venin caché de la petite vérole, s'accroît & acquiert une telle malignité, que de cent enfans, qui en font infectés, il en échappe à peine trente, ou la moitié, fi on ne la leur inocule point de bonne heure, ou qu'on la traite mal. C'eft ce que nous avons fouvent eu occafion d'obferver en 1756. & 1757. où cette maladie a regné chez nous épidémiquement.

§. XLVI.

Lorfque la petite vérole, tant de l'une que de l'autre efpéce, foit qu'elle attaque des enfans ou des adultes, fait fon éruption fans beaucoup de fiévre ni d'accidens fâcheux, ou lorfque les fymptomes diminuent vifiblement d'abord après l'éruption:

1°. On n'aura qu'à donner fouvent au malade du thé pectoral, ou une autre boisson rafraîchissante, qu'il boira chaudement.

2°. De plus, il se servira du même thé pour prendre soir & matin une prise de gouttes glaciales, comme il a été prescrit cy-dessus (§. VIII.) afin de l'entrenenir dans une moiteur douce & constante, jusqu'à l'époque du desséchement des boutons.

3°. Si dès le premier jour on pouvoit administrer au malade quelque doux émetique, de six à trente grains d'ipecacuanha dans de l'eau tiéde, il n'en seroit que mieux, puisqu'on évacueroit par là l'estomach & les intestins, d'une grande quantité de matiere impure, capable d'augmenter la fiévre.

4°. Pour préserver les yeux & faciliter l'éruption, sur-tout chez les adultes, dont la peau est plus difficile à percer, on baignera le malade

malade quelques jours avant l'é-
ruption, dans de l'eau tiéde, foit
pure, foit adoucie par du lait,
pendant deux heures. A l'aide de
cette précaution, les puftules for-
tiront plus abondamment aux parties inférieures du corps.

5°. Si le malade touffe beaucoup, il prendra de tems en tems,
pendant le jour, quelques cuillers
à caffé pleines de fyrop de pavots
& de guimauve, mêlé avec autant
de miel rofat, & boira enfuite
une taffe chaude de thé pectoral.

6°. Souffre-t-il de fortes douleurs de gorge, foit en avalant,
foit en refpirant, on le parfumera bien avec du vinaigre verfé
fur une tuile ardente, dont il re-
cevra la vapeur par la bouche
d'un entonnoir ; c'eft ce qu'il y a
de mieux pour réfoudre & diffiper
fur le champ, toutes les inflammations œdémateufes. Pendant ce

E

tems , on ne continue pas moins l'ufage des gouttes glaciales & du fyrop miellé , comme il a été indiqué cy-deffus.

7°. On purge le malade le quatorze ou quinziéme jour, par une médecine ordinaire & douce ; & l'on ne fait pas mal d'adoucir fa boiffon pendant tout le cours de fa maladie , avec du miel. On pourra auffi pendant les premiers jours , lorfque le corps fe trouve conftipé & defféché à un grand point , lui adminiftrer hardiment quelques lavemens adouciffans d'eau tiéde & d'huile , qui certainement ne pourront ni arrêter ou empêcher l'éruption de la petite vérole , ni la faire pénétrer dans la maffe du fang.

8°. Enfin , fon régime fera celui de la fiévre aiguë (§. VIII.).

§. XLVII.

Lorsque la petite vérole se manifeste dans des tems & dans des circonstances dangereuses, ce qui se reconnoît facilement par l'ardeur de la fiévre, qui cause au malade de promptes rêveries, des angoisses, des convulsions, il sera nécessaire,

1°. De lui tirer sur le champ, cinq à quinze onces de sang du bras.

2°. On lui administrera dès le lendemain, l'émétique prescrit ci-devant (§. XLVI).

3°. Il prendra ensuite de trois en trois heures une dose de gouttes glaciales avec du thé pectoral, jusqu'à l'époque de la maturité des pustules.

4°. S'il paroît, par la premiere saignée, que le sang soit enflammé, on la réiterera le lendemain & le troisiéme jour, mais en moindre quantité.

5°. Lorsqu'après l'éruption de la petite vérole le malade ne sent aucun soulagement dans sa fiévre, ses rêveries, ses angoisses ; on lui fera prendre de deux en deux heures, jusqu'à son entiere guérison, sur-tout vers le soir & pendant la nuit, trois ou quatre cuillers pleines du lait d'amandes mêlé de camphre, indiqué cy - dessus (§. XVI.) Mais au lieu d'une once & demie de syrop de pavots, on en broyera deux onces avec les amandes, & on lui fera boire en même tems beaucoup de bouillons d'orge chauds.

6°. Il usera contre les maux de gorge & contre la toux, des remédes indiqués (§. XLVI.).

7°. S'il a de la peine à uriner, on le sortira du lit, & on lui fera faire quelques tours de chambre.

8°. L'épaississement de la salive
l'empêche-t-il de cracher & d'expectorer, on lui fera un gar-
garisme d'eau tiéde battuë avec
quelques cuillers pleines de miel,
& une pincée de nître pur, avec
lequel il aura soin de se gargari-
ser ou de se séringuer la gorge
quelquefois dans le jour.

9°. Lorsqu'au six ou septiéme
jour de la maladie les rêveries
& les angoisses ne cédent pas encore, on appliquera aux deux gras
de jambes à la fois, des vésicatoires propres à attirer le venin
dans les parties inférieures du
corps. On peut aussi le huitiéme
jour, si la maladie est encore violente, appliquer des aulx pilés à la
plante du pied du malade, jusqu'à
ce qu'il soit entierement hors de
danger.

10°. Il arrive quelquefois dans des
cas de petite vérole maligne, que

même après le onze ou douziéme jour, les enfans tombent tout à coup en convulſions & dans des rêveries violentes , qui ne cédent ni à l'uſage des gouttes glaciales , ni du lait d'amandes. Pour lors, on ne peut leur ſauver la vie, qu'en leur tirant, malgré leur enfance , cinq , ſix à dix onces de ſang , & en repétant la ſaignée les jours ſuivans, ſi le cas l'exige. Que la ſaignée ait lieu ou non, on uſera également, & des gouttes glaciales, & du lait tempérant.

11°. La diéte ſera la même que dans le cas d'une fiévre aiguë (§. VIII.).

12°. Toutes les fois que la petite vérole ſera rentrée, ou accompagnée de ſymptomes graves, on ſuivra dans ſa guériſon la même méthode : dût-elle, contre toute attente, manquer ſon effet, on pourra encore recourir à l'ex-

trait de quinquina, & en donner
au malade chaque jour, de quatre
heures en quatre heures, dix à
trente grains mêlés avec deux
grains de camphre, dans du thé
foible

§. XLVIII.

De la Fiévre scarlatine.

Ce genre de fiévre attaque de
la même maniere & avec les
mêmes symptomes, que la plûpart des fiévres exanthématiques ;
c'est-à-dire, par des frissons sui-
vis de chaleurs, des frémissemens,
des douleurs aux reins & aux
lombes, & quelquefois par des
douleurs aiguës aux bras, aux
cuisses & à la tête, avec une
soif ardente, & de grandes angoisses. Vers le quatriéme ou cinquiéme jour, il se fait en différens endroits du corps, une éruption de petites taches rouges,

& semblables à la rougeole ; mais qui, au lieu de s'élever, s'étendent plutôt en large, se confondent, & font d'une couleur écarlate. Ces taches font autant d'inflammations de la peau, qui fe gangrénent facilement. Les fymptomes redoublent ordinairement d'abord après l'éruption, & alors on reffent fouvent une retention d'urine, de fortes convulfions, une violente toux, des crachemens de fang, un point de côté, & une inflammation des amigdales ou glandes du cou. Cette fiévre dure ordinairement quatorze à feize jours, pendant lefquels les fymptomes que nous venons de détailler, augmentent & diminuent fucceffivement, jufqu'à ce que les taches prennent une couleur pâle & deviennent rudes à l'attouchement. Cette maladie eft fur-tout particuliere aux enfans, qui y retombent fouvent lorfque dès le quatorziéme jour on les expofe à l'air libre.

§. XLIX.

Cette maladie exige , principalement dès fon commencement, & même après l'apparition des taches, une ou plufieurs faignées du bras , pour prévenir par là la gangréne. On peut tirer à un enfant de quatre à cinq ans, cinq à fept onces de fang. Le refte de la cure fe fait de la même maniere que nous avons expliqué cy-deffus au chapitre de la rougeole maligne (§. XLII).

§. L.

De la Fiévre ourtilliere.

Cette efpéce de fiévre attaque ordinairement les perfonnes d'un âge moyen , à peu près de la même maniere que dans les fiévres catarrhales (§. XXXIII.).

Il s'éleve de côté & d'autre sur la peau du malade, des véficules, ou puftules élevées, d'une couleur de rofe pâle ; vers le huitiéme, le douziéme ou le quatorziéme jour elles difparoiffent, & laiffent des traces jaunâtres, rudes, ou écaillées.

§. LI.

Si la fiévre n'eft pas forte, ni accompagnée de mauvais fymptomes, elle n'exige aucune faignée, mais feulement trente à cinquante gouttes glaciales, prifes journellement dans du thé pectoral ou de la limonade, en s'humectant enfuite copieufement avec la même boiffon chaude. Mais fi les fymptomes font dangereux, tels que ceux de la rougeole, ou de la fiévre fcarlatine, on fera obligé de tirer une ou plufieurs fois du fang du bras du malade, de réïtérer les dofes des gouttes glaciales, & de faire prendre au malade pendant la nuit, l'émulfion de lait d'amandes prefcrite cy-deffus (§. XVI.) avec beaucoup de boiffons chaudes.

§. LII.

Des Eréfipelles.

Les éréfipelles, le feu S. Antoine, ou la Rofe, font une inflammation extérieure de la peau, couleur de rofe, accompagnée de beaucoup de fiévre, de douleur, d'une forte tenfion & d'enflure, de foif & d'inquiétude. Lorfqu'on arrête & repouffe cette inflammation par des applications au-dehors, ou par des remédes échauffans & mal choifis, elle dégenére fouvent en gangréne, & peut produire des effets dangereux.

§. LIII.

Le traitement de cette maladie consiste dans les points suivans :

1°. On tirera au malade au plus vîte, dix à quinze onces de sang.

2°. On donnera au malade le second, troisiéme & quatriéme jour, de trois en trois heures, quarante à soixante-dix gouttes de l'esprit glacial, dans une tasse de thé froid ordinaire, en le faisant boire chaudement & copieusement d'abord après.

3°. Si la fiévre & l'inflammation sont très-fortes, on fera prendre au malade vers la nuit le lait d'amandes, comme il a été ordonné cy-dessus (§. VIII.).

4°. Le cinquiéme jour on commence à purger le malade avec des remédes doux, très-efficaces dans cette maladie. La meilleure purgation qu'il puisse choisir, est l'infuſion ou tiſanne ſuivante.

» Prenez deux onces de tama-
» rins, une once de feuilles de
» ſené, une once & demie de
» manne; infuſez le tout dans une
» bouteille d'eau bouillante; don-
» nez-en au malade, tiédement la
» valeur d'une ou de deux taſſes
» pleines, ſi c'eſt un adulte, le
» matin à jeun, & encore vers
» les dix heures du même matin. »

5°. Lorſque l'inflammation eſt plus profonde & plus foncée en couleur, on lui donne pour lors le nom de *Phlegmon*, qui deman-de, outre des ſaignées plus fortes, encore des applications chaudes d'eſprit de camphre, qu'on aura ſoin de ne jamais laiſſer refroidir.

6°. La diéte en cette maladie doit être celle de la fiévre aiguë.

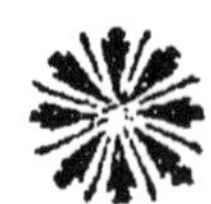

§. LIV.

De la Fiévre petechiale.

Cette fiévre se déclare par des taches rouges & plattes sur l'extérieur de la peau, semblables en grandeur aux morsures d'une puce. Elles prennent chez les uns une couleur plombée, avec une petite tache noire au centre. Elles naissent rarement sans quelques symptomes d'une fiévre maligne, (§. VIII.) & requiérent par conséquent le même traitement.

Comme le malade y perd beaucoup de ses forces, on lui donnera à la fin de sa maladie, soir & matin, quelques fortifians ; tels que quelques cuillers pleines de vieux vin blanc du Rhin, de Suisse ou d'Espagne ; ou bien la quantité d'une bonne pincée de racine serpentaire de la Virginie,

ou de la valerienne fauvage ré-
duite en poudre, & prife dans de
l'eau mêlée avec un peu de vin.

CHAPITRE V.

Des Fiévres lentes, & de la Con-
fomption.

§. LV.

NOus donnons ces deux
noms à une efpéce de fiévre,
qui ne tire pas fon origine de
quelqu'exulcération des parties fo-
lides internes du corps, fuivie
d'inflammations ; mais qui naît d'un
fang trop âcre & mal lié. Elle
peut venir ou de naiffance, l'hé-
ritant de fes parens ; ou après avoir
effuyé une longue fuite de cha-
grins, d'inquiétudes, de trifteffe,
de veilles ; ou par un trop grand
ufage des plaifirs de l'amour ; par

des pertes de fang confidérables ,
par une fiévre aiguë mal guérie ,
ou une fiévre intermittente trop
vîte arrêtée ; ou enfin , après une
longue continuité de mélancolie ,
de vapeurs & de maux hyftériques
& hypocondriaques.

La fiévre lente commence ordinairement par des froids fuivis
de chaleurs modiques , mais qui
ne font pas de longue durée ; fon
attaque fe fait fentir ordinairement peu de tems après les repas , lorfque le chile paffe dans
la maffe du fang. Sa durée augmente à mefure que la maladie
s'enracine. Vers le matin le malade fe trouve en fueur , qui con-
fume peu à peu fon embonpoint
& la vigueur de fon corps. La
langue fe féche & devient aride ;
les dents & les gencives regorgent
de pituites & de mucofités ; l'u-
rine devient chargée & fe couvre
d'une

d'une peau huileufe femblable à une toile d'araignée, qui n'eft autre chofe que la graiffe fondue du corps paffée dans le fang & emportée par l'urine. Le fang paroît épais au commencement de la maladie & enflammé ; enfuite il commence à fe diffoudre & à devenir limpide & âcre : quelquefois il en découle quelques gouttes du nez ou de la matrice, ce qui eft d'un mauvais augure.

§. L V I.

La guérifon de cette maladie demande trois chofes. Il faut d'abord changer & expulfer l'âcreté du fang, qui eft la caufe de fa diffolution. Il faut en fecond lieu nourrir le fang, d'un chile propre à fe lier au corps & à réparer la perte de fon baume. En troifiéme lieu, il faut obvier à l'épuifement caufé par les fueurs & des évacuations exceſſives & mieux lier les parties du ſang.

Pour parvenir au premier de ces buts , nous conſeillons au malade,

1°. De ſe purger pendant une couple de jours par quelque douce infuſion de manne & de tamarins.

2°. Après s'être purgé, le malade prendra chaque ſoir en ſe couchant , quarante à ſoixantedix gouttes de l'eſprit glacial de Suiſſe , dans une taſſe de thé froid & foible, ſuivies de pluſieurs taſſes du même thé , mais chaud.

Nous obtiendrons le ſecond point, en nourriſſant le malade de beaucoup de laitage, de fréquens bouillons de riz , d'orge, de grus d'avoine , dans leſquels on aura bouilli un poulet avec du creſſon & un tant ſoit peu de racine de ſquine.

Nous arriverons enfin au troisiéme & dernier point que nous
devons nous proposer, en usant
du petit lait ordinaire, ou des eaux
de Selz coupées avec du lait, dont
le malade boira lentement un pot
par jour. De plus, il se baignera
souvent dans de l'eau tiéde, &
prendra souvent l'exercice du cheval ou de la voiture. Lorsqu'après
avoir observé ce régime pendant
quelques semaines, le malade n'apperçoit encore aucun soulagement
dans sa fiévre, il ajoutera aux remédes cy-dessus, soixante grains
de la racine de squine qu'il prendra le matin à jeun, de quatre
en quatre jours, dans une tasse de
petit lait, suivie de quelques autres,
prises tiédement.

Il choisira pour sa boisson ordinaire pendant le jour, lorsqu'il
voudra étancher sa soif, une tisanne composée de quantités égales

de racine de fquine coupée, de femence d'anis étoilé & de feuilles de rofes, qu'il pourra adoucir, felon fon goût, avec du lait & du fucre. Si le laitage lui caufe trop d'acidité dans l'eftomach, ce qu'il connoîtra facilement par fes rapports, il en fufpendra de tems en tems l'ufage, & fe purgera pendant cet intervalle, par quelque purgatif doux.

CHAPITRE VI.

Des Fiévres intermittentes.

§. LVII.

ON appelle Fiévres intermittentes, toutes celles qui attaquent le malade, ou journellement, ou tous les trois ou quatre jours, par intervalles, avec de grands friffons, un tremblement par tout le corps, suivi de chaleurs ardentes, d'inquiétudes, de maux de tête, & qui se terminent au bout de quelques heures par une forte sueur. Alors la fiévre cesse totalement jusqu'au tems d'une nouvelle récidive, accompagnée des mêmes symptomes.

Lorsque le malade tombe chaque jour dans ses récidives de fiévre, de maniere que celle du premier jour répond à l'heure de celle du troisiéme jour, & celle du second à l'heure de celle du quatriéme ; on l'appelle une fiévre double tierce. Elle prend le nom de double quarte, lorsque le malade essuie pendant deux jours de suite un accès chaque jour, & n'a que le troisiéme jour de libre. L'accès revient-il enfin chaque jour à la même heure, c'est une simple fiévre intermittente. Les fiévres tierces viennent ordinairement au printems , & les fiévres quartes en automne ; elles font toutes plus communes dans des lieux bas & humides, que dans les endroits fecs & élevés.

§. LVIII.

Pour détruire heureufement cette fiévre , de maniere qu'elle ne revienne plus, & qu'elle n'entraîne aucune fuite fâcheufe après elle;

1°. On donnera au malade dès le commencement de fa maladie, foit pendant ou après fon accès, indiftinctement, toutes les deux ou trois heures, quarante à foixante-dix gouttes glaciales , dans une taffe de thé de camomille , ou de chardon béni , refroidi & fuivie d'abord après de nombre de taffes chaudes du même thé , dont il fera fa boiffon ordinaire pendant le jour.

2°. Vers le quatre ou cinquiéme jour, lorfqu'il aura un intervalle libre d'accès, on lui donnera, le matin à jeun, un doux émétique de vingt-cinq à trente-cinq grains d'ipecacuanha, pris dans du thé tiéde & foible; & vers la nuit du même jour, une dofe de gouttes glaciales.

Si le malade ne peut pas fupporter les émétiques, ou que des circonftances particulieres lui en défendent l'ufage, qu'il prenne de fuite, pendant quelques jours libres, une purgation douce à laquelle il foit accoutumé, & qu'il continue enfuite l'ufage des gouttes comme auparavant de quatre en quatre heures; fuppofant toujours le malade un adulte.

3°. Si la fiévre ne cede pas encore au bout de douze jours, le malade aura une feconde fois recours, foit à l'émétique, foit à la purgation ; après quoi il arrêtera la fiévre au moyen de la poudre suivante :

» Prenez deux onces de quin-
» quina & quarante grains de la
» canelle pilée , broyez - les en-
» semble , avec soixante gouttes
» du sel volatil huileux de Syl-
vius.» Le malade prendra une cuiller à caffé pleine de cette poudre ,
quatre fois le jour , dans un peu
de vin , ou du thé de camomille.

Si le malade a de la répugnance à prendre cette poudre , il n'aura qu'à prendre de trois en trois heures la même quantité d'une cuiller à caffé , de l'opiate qui suit :

» De la conserve de citrons ou
» d'oranges trois onces , de la
» poudre de quinquina deux onces,
» de la limaille de fer ou d'acier
» bien préparée une demi-once ,
» du syrop d'oranges une once ;
» le tout mêlé ensemble.»

4°. Quelquefois il arrive, que ces fiévres font fi opiniâtres, qu'on a befoin de recourir au reméde fuivant :

» A fçavoir, trente grains de » quinquina en poudre, & quinze » grains de la racine ferpentaire » de Virginie, pareillement ré- » duite en poudre. » Le malade prendra cette poudre pendant un jour libre d'accès, de trois en trois heures, divifée en quatre ou cinq dofes, dans une couple de cuillerées de vin aromatique, pré- paré avec deux poignées de cen- taurée, une poignée d'abfinthe & autant de chardon béni ; le tout infufé dans un pot de vieux vin blanc d'Efpagne, de Suiffe ou du Rhin.

Lorfque l'on continue affez long-tems l'ufage des gouttes gla- ciales avec du thé de chardon béni, on peut fe paffer du quinquina ; ayant fouvent détruit des fiévres tierces & quartes fans fon fecours.

§. LIX.

On s'étonnera peut-être, de ce que je recommande fi fortement un reméde dans une maladie, qu'il n'eft pas toujours en état de guérir feul, fans le fecours du quinquina & d'autres additions auxiliaires : il eft vrai qu'on a nombre de remédes qui demandent moins de façons & de détails pour traiter cette efpéce de fiévres : mais eft-il fûr, qu'ils ne manquent jamais de procurer au malade une guérifon certaine, & de prévenir toutes les fuites fâcheufes du mal pour l'avenir ? Combien de fois ne voit-on pas naître après des fiévres intermittentes arrêtées tout-à-coup, des fiévres aiguës, des hydropifies, des afthmes,

& d'autres accidens dangereux ? Pendant que le malade, lorsqu'il eft foigné felon notre méthode, ou une méthode équivalente, peut compter fur un rétabliffement parfait, fans craindre aucune fuite fâcheufe.

Tant que le malade fuivra le traitement cy-deffus, il fe tiendra exactement au régime que nous avons ordonné dans les cas des fiévres aiguës.

Il aura de plus l'attention d'évacuer par une pincée de poudre de rhubarbe, prife tous les trois ou quatre jours à jeun dans du bouillon, toutes les matieres diffoutes par l'efprit glacial, & de fe tenir le ventre libre.

§. L X.

Jufqu'ici nous avons indiqué la maniere de guérir toutes les différentes efpéces de fiévres chaudes, lentes, exanthématiques, malignes, intermittentes, &c. par l'ufage des gouttes glaciales, affiftées de quelques autres remédes, & d'une bonne diéte : nous allons maintenant donner à connoître leur utilité & la maniere de s'en fervir dans plufieurs maladies chroniques , & dans différentes altérations des fluides de notre corps.

CHAPITRE VII.

De quelques maladies de la tête.

§. LXI.

Des Migraines & des maux de tête.

LEs maux de tête & les migraines, font en général de deux efpéces, felon qu'elles proviennent du fang ou des nerfs.

La premiere efpéce, qui naît

d'une effervescence du sang, est accompagnée de fiévres , qui exigent une saignée du bras ou du pied , l'usage des gouttes glaciales, & la diéte pendant quelques jours , comme nous l'avons conseillé cy-dessus au chapitre des fiévres aiguës.

L'autre espéce de maux de tête tire son origine d'un tiraillement spasmodique des nerfs , soit de l'estomach, soit d'autres parties du corps , liées aux nerfs extérieurs de la tête ; comme nous avons souvent occasion de l'observer chez des malades hypochondriaques & hystériques.

§. LXII.

Lorsque le mal de tête prend sa source dans l'estomach , le malade en est plutôt affecté au front , qu'en aucune autre partie de la tête ; il est incommodé de vertiges ; il se sent d'abord de l'appétit, mais il ne tarde pas à le perdre, même à prendre du dégoût, souvent au point de vomir & de rendre des glaires & des âcretés.

1°. Que le malade affligé de cette espéce de mal de tête, fasse usage pendant quelques jours, jusqu'à ce que les plus grandes douleurs soient passées, de quarante à soixante-dix gouttes glaciales dans du thé foible, comme cy-dessus (§. LVIII. Art. 1.).

2°. Qu'il prenne ensuite quelque doux émétique, ou qu'il se purge doucement pendant quelques jours (§. LVIII. Art. 2.).

3°. Et qu'il se serve enfin de l'opiate & du vin aromatique ci-dessus (§. LVIII. Art. 4.).

4°. On suivra la même méthode pour guérir les migraines des femmes affoiblies, sujettes aux maladies des nerfs ; ou dont les fleurs blanches ont été fubitement arrê- tées ; ces migraines font fouvent accompagnées de vomiffemens, & n'occupent quelquefois qu'une partie de la tête. On aura feule- ment attention, à caufe de la dé- bilité & de la grande fenfibilité de leurs nerfs, de leur donner un ou deux grains d'opium, ou une prife de thériaque, auffi-tôt après le vomiffement ou la purgation, afin d'affoupir & de foulager par là leurs plus fortes douleurs : après quoi on pourra fe fervir de l'o- piate compofée de poudre de quinquina & de limailles de fer (§. LVIII. Art. 3.)

5°. Le malade évitera avec foin toutes les nourritures graffes, hui- leufes, falées, cruës, indigeftes ; comme auffi toutes les boiffons chaudes. Il étanchera fa foif pen- dant le repas, avec de l'eau fraîche, dans laquelle on aura éteint plusieurs fois un fer rouge ; & à la fin du repas, il prendra quelque peu de vin d'Espagne.

§. LXIII.

Du dérangement de l'esprit, de la Mélancolie & de la Manie.

Nous ne traiterons ici, que ce degré du trouble dans l'imagination & dans l'esprit, qui ne se trouve pas accompagné de fiévre aiguë, & que l'on comprend communément sous le nom de mélancolie & de manie.

Dans l'état de mélancolie, le malade n'est occupé que d'idées confuses, tristes, ou ridicules, qui fixent & absorbent toute son attention. Cette maladie vient ordinairement d'un sang inflammable à un haut degré, noir, huileux, terrestre & pesant ; dont les parties

ties les plus subtiles & les plus légeres ont été exhalées & expulsées. Ce mal naît encore de plusieurs autres causes ; telles que, par exemple, une grossesse, ou un retard des régles chez les femmes, la rentrée d'une gale à la peau, &c. De quelque cause que vienne la mélancolie, elle demande toujours le traitement suivant.

1°. On doit tâcher de remplir l'imagination du malade, d'idées opposées à celles qui font l'objet de toute l'application de son esprit, le mener en compagnie, & l'éloigner autant qu'il est possible des pensées qui le troublent.

2°. Afin de dissoudre l'épaississement de ses fluides, on lui donnera trois ou quatre fois par jour, une dose de l'esprit glacial dans de la limonade ou quelqu'autre potion acide.

3°. Les personnes affligées de

G

mélancolie, étant ordinairement
sujettes à des constipations, parce
que le sang se porte avec plus de
force au cerveau, qu'aux parties
inférieures du corps ; il sera à prô-
pos de leur prescrire, pendant
l'usage des gouttes, de huit en
huit jours, le reméde laxatif dont
voici la formule.

» Prenez de l'extrait panchyma-
» gogue de Crollius, trente grains ;
» de l'extrait de scammonée &
» d'ellébore noir, de chacun qua-
» tre grains : faites-en une dixaine
» de pilules à avaler à la fois. »
Dans cette même vue, on leur
recommandera de fréquens bains
de pieds, tiédes.

4°. Lorsqu'après avoir suivi ces
remédes pendant quelques semaines, la maladie ne se trouve
pas encore détruite radicalement ;
on fera prendre au malade jusqu'à
son entiere guérison, un pot par

jour de petit lait, une pincée de limaille de fer bien préparée, tous les soirs & matins ; & tous les huit jours les pilules de cy-deſſus (§. LXIII. Art. 3.).

5°. On fera boire & manger au malade, des choſes aiſées à digérer, & propres à former un chyle pur & léger, telles que nous avons recommandées cy - deſſus (§. LVI.) dans les fiévres lentes.

6°. Dès que le plus gros du mal aura diminué, le malade montera ſouvent à cheval, & prendra d'autres exercices du corps, propres à le fortifier.

Dans des mélancolies opiniâtres il faudra, ſans diſcontinuer ces remédes, appliquer de tems en tems les ventouſes au malade, & lui placer de puiſſans véſicatoires entre les épaules, afin de précipiter la matiere, & d'en délivrer efficacement la tête.

§. LXIV.

Enfin, lorfque la mélancolie s'accroît à un tel degré, que les efprits animaux en deviennent extrêmement agités, & fe répandent outre mefure & fans régularité, dans toutes les parties du corps ; alors le malade tombe en délire, devient furieux, & cherche à nuire tant aux autres qu'à lui-même.

Dans ce trifte état on aura au plus vîte recours à quelques faignées du bras ; on tâchera de modérer fes tranfports par la crainte, par la douceur, & enfin par quelques punitions corporelles, qui produifent fouvent tout l'effet defiré : enfin, on lui fera obferver de point en point la cure & le régime cy-deffus des mélancoliques.

§. LXV.

Il réfulte fouvent de la trop longue durée d'une fiévre inter-mittente, une efpéce de délire, qui provient d'un épuifement des efprits animaux.

Dans ce cas, on fera prendre foir & matin au malade une dofe d'efprit glacial, dans un verre d'eau froide ; enfuite de quoi on lui prefcrira, jufqu'à ce qu'il foit parfaitement rétabli, l'opiate pref-crite cy-deffus (§. LVIII.) & on lui donnera des nourritures & des boiffons fortifiantes (§. LVI.). (*a*)

(*a*) J'ai eu de fréquentes occafions d'é-prouver l'efficacité des gouttes glaciales, dans l'Hopital général de Berne, fur des fujets troublés, foit par la mélancolie, foit par la rage, dont on verra des exemples détaillés dans mes obfervations de médecine & de chirurgie.

§. LXVI.

De la Léthargie & de l'assoupis-
sement.

Nous entendons par le mot léthargie en général, tout sommeil qui n'est pas naturel, mais qui est profond & qui affoiblit plutôt que de rendre les forces & la vigueur. Il y en a de trois espéces, toutes plus fortes & plus dangereuses les unes que les autres. Elles naissent ordinairement d'une surabondance de sang, qui se porte au cerveau, & qui empêche le passage libre des esprits animaux aux lieux de leurs fonctions.

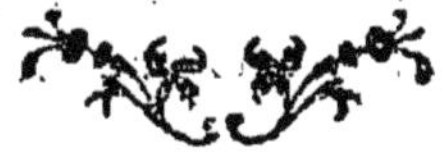

§. L X V I I.

1°. On tirera tout de suite au malade dix à quinze onces de sang du bras.

2°. On lui donnera d'abord de deux en deux heures, quarante à soixante-dix gouttes glaciales dans du thé foible ; le jour suivant on ne les lui donnera que de quatre en quatre heures ; & enfin jusqu'à sa guérison, seulement le soir & le matin.

3°. Le malade prendra de deux jours l'un, le matin à jeun, un remède laxatif ; & si la maladie est forte & dangereuse, on lui appliquera les vésicatoires entre les épaules, à la nuque du cou. Si le malade n'a pas de la peine à vomir, on lui donnera le second jour, au lieu d'une purgation, un émétique de trente à trente-cinq grains d'ipecacuanha, supposé que le malade foit un adulte.

5°. Sa diéte fera celle des fiévres aiguës

§. LXVIII.

De l'Apopléxie.

Lorfque les vaiffeaux fanguins du cerveau regorgent de fang & de mucofités au point de fe déchirer, alors ce fang ou fa mucofité fe répandent fur les nerfs du cerveau & de la moëlle allongée & fpinale, où l'obftruction des fluides circulans dans leur cavité, caufe fur le champ une privation totale de tous les fens, & une perte de fenfibilité dans tous les nerfs. Alors le pouls s'éleve, la refpiration devient difficile & ronflante, & le malade fe trouve comme enfeveli dans un profond fommeil, dont on peut l'éveiller quelquefois, lorfque le mal n'eft pas trop violent. Si c'eft l'extravafation du fang qui occafionne cette maladie, on l'appelle apopléxie fanguine ; fi c'eft une furabondance de pituite & de férofités qui la caufe, on lui donne le nom d'apopléxie pituiteufe. On reconnoît la premiere, par un rouge foncé qui couvre le vifage & les jointures des mains, foit que le malade foit actuellement atteint d'une attaque, ou qu'il fe porte bien. La derniere fe diftingue par la pâleur & la bouffiffure du vifage.

§. LXIX.

Dans l'apopléxie fanguine on doit, 1°. tout de fuite tirer au malade, douze à feize onces de fang, foit du pied, foit du bras ; & réitérer la faignée le jour fuivant, fi on lui apperçoit de la fiévre ; ou bien lui appliquer quelques ventoufes à la nuque du cou.

2°. Après la faignée, on fe hâtera d'appliquer au malade un véficatoire entre les épaules, ou aux deux gras de jambes.

3°. Après avoir faigné le malade & appliqué les véficatoires, on lui donnera toutes les deux ou trois heures, foixante à quatre-vingt goutes d'efprit glacial, dans de l'eau ou du thé foible : &,

4°. On le purgera bien de deux en deux jours, afin de réfoudre & d'évacuer le fang extravafé dans le cerveau & dans la colomne vertébrale.

§. LXX.

Dans une apopléxie pituiteufe, occafionnée par un épanchement de glaires & de férofités ; il faudra tout de fuite,

1°. Adminiftrer au malade un bon émétique, ou quelque forte purgation.

2°. Lui appliquer les véficatoires ; & ,

3°. Lui faire prendre les gouttes
glaciales , dans la même quantité
& de la même maniere que dans
une apopléxie fanguine (§. LXIX.).

4°. Si l'attaque eft forte & opi-
niâtre , on ordonnera le deuxiéme
jour , après l'émétique , une faignée au bras , & on continuera
à traiter le malade jufqu'à fon en-
tier rétabliffement , comme nous
l'avons enfeigné (§. LXVII.).

5°. Si dans l'une ou dans l'autre
efpéce d'apopléxie il fe trouve
quelques membres affligés de paralyfie , on n'y fera rien pendant
que le malade fera hors de con-
nòiffance , ou dans un état de
fiévre , que le frotter de tems en
tems avec de la flanelle , ou
d'autres étoffes féchés de laine ,
& l'on fera de femblables frictions
à l'épine du dos.

§. LXXI.

Des Catarres, des Fluxions & du Rhume suffoquans.

Lorsqu'il se répand sur les mus-cles & sur les fibres de l'orifice de l'estomach, ou sur les fibres du pharynx & de la trachée artére, une humeur tellement âcre & abondante, qu'elle cause un res-serrement subit de ces parties, qu'elle coupe aux poumons la communication de l'air, & qu'elle expose la personne au danger éminent d'être suffoquée, (*) alors on appelle la maladie un

* Il est arrivé à l'Auteur, de guérir en 1755. dans la même semaine, M. le Baillif Zéhender de Laupen, âgé de soixante-dix ans passés, & l'Hôte d'Almedingue, âgé de quarante & quelques années, tous deux encore pleins de vie, atteints de ce mal, & de les en délivrer subitement par le simple usage de ces gouttes glaciales.

catarre ou rhume fuffoquant. Le mouvement du cœur en eft diminué ; la refpiration devient foible & ronflante ; fouvent le malade tombe en convulfions, & il lui fort une écume blanche de la bouche.

§. LXXII.

Toute la guérifon de cette maladie dangereufe confifte à débarraffer les mufcles du pharynx de cette humeur âcre qui les refferre. C'eft de quoi on ne tardera pas de venir à bout, fi l'on fait prendre fur le champ, au malade, quatre-vingt à cent gouttes & plus de l'efprit glacial, dans une taffe d'eau fraîche, ou de thé de comomille refroidi ; & fi l'on a foin de lui faire boire incontinent après autant de ce même thé chaud qu'il eft poffible.

Si au bout d'un quart d'heure

le malade n'eſt pas encore délivré de ſon mal, on lui tirera dix
à quinze onces de ſang du bras;
on lui appliquera des véſicatoires
au dos; on réïtérera l'uſage des
gouttes, de trois en trois heures,
dont il prendra chaque fois ſoi-
xante à ſoixante-dix; & on le
purgera dès que le mal aura commencé à diſparoître.

Il y a encore d'autres eſpéces
de rhumes, fluxions, ou catarres
ſuffoquans, qui ont leur ſiége dans
les poumons. Nous en ferons le
ſujet du chapitre ſuivant.

CHAPITRE VIII.

Des Maladies asthmatiques, ou de la difficulté de respirer, & de l'Oppression.

§. LXXIII.

ON divise en général ces maladies en trois classes.

Ceux qui ont de la peine à respirer, sans que cependant ils ronflent, forment la premiere.

A la seconde appartient l'asthme proprement dit, qui n'est autre chose qu'une respiration difficile, inquiéte, pénible, & accompagnée d'un siflement & d'un ron-flement à la poitrine.

A la troisiéme classe enfin, appartiennent ceux qui réunissent non-seulement les symptomes des deux classes précédentes, mais

qui ne sauroient même respirer
sans être debout. Chacune de ces
trois espéces d'asthmes, a ses
causes particulieres ; quoiqu'en
général elles naissent toutes ou des
humeurs visqueuses, épaissies &
ténaces, ou d'une sérosité âcre,
ou d'un sang épais & abondant,
capables de causer des obstructions dans les vaisseaux des poumons, d'y rallentir la circulation
du sang, & d'en rendre les fonctions difficiles.

Nous ne parlerons pas des autres
causes de la difficulté de respirer,
parce que ce n'est que dans celles
que je viens d'alléguer, que j'ai
reconnu & éprouvé plusieurs fois
l'utilité des gouttes glaciales.

§. LXXIV.

Lorsque la respiration est ren-
due difficile & pénible par un amas
de glaires, ou de quelque sérosité
âcre ;

âcre, le malade fe trouve excité à touffer un peu, & à expectorer de l'une ou de l'autre de ces ma-tieres.

Dans ce cas, 1°. on tire au malade huit à douze onces de fáng du bras.

2°. On lui donne de quatre en quatre heures, une dofe de gouttes glaciales dans du thé de fcor-dium foible.

3°. On le purge tous les quatre jours une fois, afin de déterger la poitrine des glaires fondues par l'efprit glacial.

4°. A-t-on lieu de foupçonner que l'afthme foit la fuite d'une gale repouffée, d'une fiévre in-termittente mal à propos fuppri-mée, d'hémorrhoïdes qui ne fluent plus, ou de quelqu'autre matiere morbifique rentrée dans le corps ; alors on aura recours non-feule-ment au traitement détaillé cy-deſſus, mais on appliquera encore au malade un cautére, ſoit au bras, ſoit à la jambe.

5°. Il obſervera non-ſeulement pendant ſa maladie, mais encore quelque tems après, la diéte preſcrite au chapitre des fiévres aiguës; & il boira ſouvent pendant le jour, quelques taſſes chaudes de thé de ſcordium, ou d'une tiſanne compoſée d'anis & de fenouil.

§. LXXV.

L'aſthme, ou la reſpiration difficile & pénible, vient-il d'un ſang trop épais & trop abondant, qui s'arrête dans les vaiſſeaux du poumon, & qui cauſe par là des inflammations, des douleurs de tête ſenſibles, des vertiges, des palpitations du cœur & des fiévres; il faudra traiter le malade, de la même maniere que nous avons enſeigné cy-deſſus dans la fauſſe péripneumonie (§. XVII. & XVIII.) tant à l'égard de ſa cure, que de ſon régime. Des perſonnes âgées & pléthoriques, ou d'un tempérament ſanguin, dont les fibres & les vaiſſeaux pulmonaires ont perdu leur élaſticité, ſont les plus ſujettes à cette maladie.

CHAPITRE IX.

Des Maladies de l'Eſtomach.

§. LXXVI.

POur que le corps ſoit bien nourri, il faut que l'eſtomach digere bien tous les alimens, & qu'il forme un bon chile. Quelquefois ſa débilité l'empêche de bien digerer les alimens & de les évacuer ; de ſorte qu'ils y forment à la longue un dépôt impur, huileux, âcre, & glaireux, qui ôte l'appétit, & qui cause tantôt des douleurs & des ardeurs, tantôt des dégoûts & des vomissemens. La crampe même de l'estomach, qui est des plus douloureuse, la tristesse, l'abbattement & les défaillances peuvent résulter de ces dépôts d'humeurs corrompues, âcres & visqueuses.

§. LXXVII.

On ne peut corriger & fortifier l'estomach, qu'après en avoir évacué les immondices. C'est pourquoi :

1°. Le malade prendra pendant quelques jours, soir & matin, une dose d'esprit glacial, dans la moitié d'un verre d'eau froide, & boira d'abord après du thé chaud de scordium ou de sauge.

2°. Il se purgera ensuite quelques jours confécutivement, avec quelque purgation accoutumée.

3°. Il fera pendant quelque tems ufage de l'opiate décrite cy-deffus (§. LVIII.)

4°. Il évitera avec foin dans fes repas, toutes les nourritures graffes, huileufes, indigeftes, groffieres & âcres; & choifira pour fa boiffon, de l'eau chalybée, ou de l'eau fraîche, dans laquelle on aura éteint un fer rouge, & il prendra un peu de bon vin à la fin de fes repas.

§. LXXVIII.

Des Opilations, de la Jauniffe & des pâles Couleurs.

La jauniffe, les pâles couleurs & les opilations, font une maladie où l'on fe fent un appétit étonnant, & du goût pour des alimens abforbans ridicules; tels que la chaux, la craie blanche,

la poudre, du fable, &c. Elle fe
déclare par une pâleur, & quelquefois par une jauniffe répandue
fur le vifage & fur les levres; &
fe guérit de la même maniere que
les maladies de l'eftomach, pourvû
que la perfonne affectée ne fe
trouve pas dans un commencement de groffeffe ; au quel cas
elle omettra les purgations.

CHAPITRE X.

De la Cachéxie.

§. LXXIX.

NOus comprenons fous ce nom
une mauvaife conftitution de
tout le corps, qui s'annonce par
la couleur verdâtre, jaunâtre,
livide, plombée & quelquefois
noirâtre du vifage ; par une enflure ou bouffiffure de toutes les

parties charnuës, par une laffitude dans tous les membres, &
fouvent par une petite fiévre de
la nature des fiévres lentes. Cette
maladie vient de la qualité dépra-
vée des fluides du corps, qui fe
trouvent inondés de pituites, d'â-
cretés & d'autres hétérogénéités
femblables. Elle doit fon origine
à différentes caufes, comme à des
fiévres intermittentes mal guéries,
à la dyffenterie mal traitée, à des
hémorrhoïdes arrêtées, à des obftructions dans les vaiffeaux des vif-
ceres, à des affections hyftériques &
hypochondriaques, ou vapeurs, &c.

Tout le traitement de cet état
confifte,

1°. Dans l'ufage des gouttes
glaciales, tel que nous l'avons
recommandé dans les fiévres intermittentes (§. LVII. à LX.).

2°. Dans un doux émétique de
vingt à quarante grains d'ipeca-

cuanha, pris dans du thé foible & tiéde.

3°. Dans l'usage de l'opiate martiale (§. LVIII. Art. 3.) sans y ajouter le quinquina.

4°. Dans un exercice du corps moderé, & dans le choix de nourritures & de boissons saines & fortifiantes.

CHAPITRE XI.

Des Rhumatismes & de la Goutte.

§. LXXX.

CEtte maladie attaque dans toutes les saisons & à tout âge, particulierement en automne; elle se fait sentir par un grand froid, accompagné de frissons, de tremblemens, & ensuite d'une chaleur ardente, telle qu'on éprouve dans les fiévres aiguës. Le jour fuivant , & quelquefois le même jour , le malade reffent une douleur très-fenfible , tantôt dans une jointure tantôt dans l'autre ; fouvent la peau s'enfle & devient rouge à l'endroit douloureux : enfuite la fiévre diminue peu à peu , pendant que la douleur fubfifte & continue quelquefois des femaines & des mois entiers.

§. LXXXI.

Pour fe guérir, le malade 1°. fe fera tirer dès le commencement dix à quinze onces de fang du bras ; & il répétera la faignée le fecond , & le troifiéme jour , comme dans une pleuréfie , s'il voit que fon fang foit enflammé ; ce qu'il appercevra aifément par la croûte, ou la peau jaunâtre qui fe forme fur la furface d'un fang parvenu à un degré d'inflammation confidérable.

2.°. Il appliquera à l'endroit douloureux, les cataplâmes, ou compresses émollientes décrites cy-deffus (§. XIII.).

3°. Il fera & continuera pendant environ dix jours l'ufage des gouttes glaciales, & du lait d'amandes mêlé de camphre, comme dans le cas d'une pleuréfie ou d'un point de côté. (§. XIX. à XXI.).

4°. Il ufera pour fa boiffon ordinaire pendant le jour, de beaucoup de tifanne chaude ou du petit lait.

5°. Après l'écoulement des dix premiers jours il prendra tous les deux jours fuivans quelque douce purgation ; & fe bornera à une feule dofe de gouttes glaciales le matin & le foir, avec quelques taffes de petit lait chaud, jufqu'à ce qu'il foit entierement délivré de fon mal.

6°. Il fuivra, autant qu'il fe

pourra, le régime conseillé dans les fiévres aiguës (§. VIII.).

§. LXXXII.

Dans les cas d'un rhumatisme ordinaire, venant d'une transpiration de la peau, arrêtée dans quelque partie du corps, & qui ne se trouve accompagnée ni d'inflammation ni de fiévre ; le malade n'aura qu'à prendre pendant quelques jours, soir & matin, une dose de gouttes glaciales dans une tasse de thé foible de scordium & de sauge, & en boire d'abord après chaudement & copieusement, afin de bien transpirer pendant une couple d'heures. La moiteur ayant cessé, il frottera le siége de sa douleur avec des linges chauds, ou avec une brosse, afin de déterger les pores, de les rouvrir & de les remettre en jeu.

§. LXXXIII.

Lorsque l'on est incommodé d'une humeur rhumatismale ou goutteuse, qui se porte tantôt d'un côté & tantôt de l'autre, sans se fixer nulle part ; qu'on prenne chaque jour, soir & matin, une dose d'esprit glacial helvétique, dans une tasse refroidie de thé amer & chargé, composé de la petite centaurée, du chamœpitis ou yvette, de la gentiane, de la grande aristoloche ronde, & de l'imperatoire ; bûvant ensuite d'abord après quelques tasses du même thé tiéde.

Dans une goutte fixée le malade prendra de trois en trois jours une prise de gouttes glaciales, le soir en se couchant, dans une tasse froide de thé de scordium, suivie de quelques tasses chaudes.

Dans les jours d'intervalles il prendra soir & matin, une cuiller à caffé pleine de ces mêmes simples, réduites en poudre bien tamisées, & mêlées avec un peu de miel; & il boira après quelques tasses du même thé amer.

Il s'abstiendra soigneusement de tous les alimens gras, huileux, acides, aigres, âcres & indigestes; il prendra souvent de l'exercice, à cheval, en voiture ou à pied, mais sans excès. Il évitera l'usage immoderé des plaisirs vénériens, & généralement tout ce qui pourroit affoiblir les nerfs & épuiser les forces.

Il faut que le malade pour parvenir à une guérison radicale de son mal, continue l'usage de ces médicamens, & le régime cy-dessus, pendant quelques mois avec constance; & qu'il les réitere encore de tems en tems pendant

quelques jours de suite : fans quoi
fa guérifon ne fera jamais parfaite. Car ce n'eft pas l'ouvrage
d'un moment, de rendre à chaque
fibre affoiblie & relâchée fa premiere élafticité, fa force & fa vigueur; d'ouvrir & de dégager
l'obftruction de tant de petits canaux des mufcles, des membranes
& des nerfs; d'y réfoudre l'épaiffiffement des humeurs, & de purger le fang de fes mucofités fuperflues, & des immondices de
fa férofité, caufées fouvent par la
débilité des nerfs.

CHAPITRE XII.

Du Scorbut.

§. LXXXIV.

CE mal eſt particulierement commun aux nations ſeptentrionales, & à celles qui habitent les bords de la mer, ainſi qu'aux matelots qui navigent dans ces climats ; quoiqu'il ne ſoit pas cependant inconnu au reſte de l'Europe, qui en eſt affecté plus ou moins à raiſon de ſa proximité, ſoit au nord, ſoit à la mer. Nous entendons ſous le nom de ſcorbut, une âcreté alcaline du ſang, capable de produire les ſymptomes ſuivans.

Dans les premieres attaques de ce mal le malade ſe plaint de douleurs fréquentes & perçantes à la tête, de palpitations de cœur, d'oppreſſions à la poitrine, d'un gonflement & de nauſées dans l'eſtomach, de contractions ou de tenſions & coliques au bas ventre.

Lorſque la maladie augmente, & qu'une bonne partie des âcretés alcalines ſe dépoſe ſur les poumons, le malade eſt obligé de touſſer ſouvent, il devient inquiet, oppreſſé, craintif & plein d'angoiſſes; il ſent des attaques de fiévre, & dans quelques membres des mouvemens convulſifs.

Ces humeurs tombent-elles ſur l'eſtomach, elles y cauſent un grand dégoût, des nauſées, des vomiſſemens, un tremblement dans les membres; l'eſtomach & les viſceres s'empliſſent de ventoſités. Le mal va-t-il en empirant, il ſe manifeſte à la bouche & par tout le corps, & y cauſe des ulceres pâles, livides, plombés, malins & puans.

Les

Les gencives pâlissent , & prennent peu à peu une couleur de
plomb, & souvent noirâtre ; répandent avec une mauvaise odeur,
par le simple attouchement, un
sang fluide , dissous & d'une âcreté
alcaline ; & dégarnissent enfin les
dents en tombant. Outre ces ulceres, il se manifeste encore par
l'accroissement de la maladie ,
sur toutes les parties du corps,
& sur tout aux bras, aux cuisses
& aux fesses, des taches & des
pustules livides & bleuâtres, comme
le sang qui s'extravase dans les
contusions ; & les douleurs & les
ventosités du bas ventre s'augmentent. Enfin le malade est tour-
menté par des douleurs & des
mal-aises répandues par tout le
corps, sur-tout aux cuisses, & cela
particulierement pendant la nuit ;
une humidité aqueuse engorge &
fait enfler différentes parties du

corps; les os font rongés, & des convulfions conduifent finalement le malade à la mort.

Outre ces fymptomes, il y en a plufieurs autres que nous ne croyons pas néceffaires de détailler, & que l'on trouvera plus au long dans plufieurs traités (*a*).

§. LXXXV.

Avant que de parler de la cure de cette maladie, qui, faute d'expérience, n'eft fondée que fur des conjectures tirées de fon origine, de l'examen de fa nature & de celle de notre médicament, il fera néceffaire d'expliquer, quelles font les caufes de ce mal. M. le Docteur Linn, célébre Médecin Anglois, a prouvé clairement depuis peu que le fcorbut doit généralement fa naiffance vers le nord, aux effets d'un air long-

(*a*) Voyez Eugalenus, Linn, &c.

tems froid & humide, & vers le
fud, à ceux d'un air brûlant, ainfi
qu'à la boiffon d'eaux putrides,
& à l'ufage de quantité d'alimens
alcalins. Nous fçavons que l'im-
preffion d'un air froid & humide,
plus que toute autre chofe, refferre
tellement les pores, que les particules huileufes, fulfureufes, falines & alcalines fuperflues du fang
ne peuvent plus tranfpirer ; d'où
il arrive que les fibres fe relâchent
& s'affoibliffent en peu de tems,
que le fang prend en conféquence
une acrimonie alcaline, que la
bile acquiert un plus haut degré
d'inflammabilité, que la lymphe
& le fang s'épaiffiffent & prennent
de l'âcreté, que les glandes s'en-
gorgent, & que le baume des liquides fe diffipe, s'évapore & fe
perd. En effet que de maladies ne
naiffent pas lorfque les excrétions
néceffaires foit par les fueurs, foit

par la tranfpiration continuelle, se trouvent subitement supprimées, arrêtées ou repouffées ? Que de rhumatismes douloureux ? que de fievres catarrales, de toux, d'oppreffions de poitrine & de flux de ventre ? que d'obftructions du fang dans les poumons ? que de convulfions & d'apopléxies n'en voyons-nous pas résulter chaque jour ? Et plus les matieres âcres des excrétions font retenues, & plus la corruption de tous nos fluides doit s'accélerer, & multiplier à l'infini les accidens fâcheux dont nous venons de parler.

Un air froid & humide, ou trop chaud, n'eft pas la seule caufe de cette maladie si commune chez les habitans des bords de la mer & chez les navigateurs ; ce font leurs boiffons & leurs alimens, où les parties d'une qualité alcaline dominent, qui augmentent encore confidérablement celle de leurs fluides, contractée par le défaut d'une tranfpiration fuffifante, & qui altérent enfin & abforbent totalement les parties acides & balfamiques de tout le corps.

§. LXXXVI.

La raifon & l'expérience prouvent également combien une chaleur continue de l'air eft propre à engendrer le fcorbut, en occafionnant une ftagnation dans les fluides, en faifant trop évaporer les particules nîtreufes & acides, & en multipliant trop les parties alcalines du fang. L'homme expofé trop long-tems à l'ardeur d'un air brûlant, perd peu à peu l'humidité acide néceffaire à la confervation de fa fanté; fes fibres fe relâchent & perdent leurs forces; fon fang devient moins fluide &

s'épaiffit, il devient putride, &
acquiert enfin une âcreté capable
de corroder les vaiffeaux & de
produire tous les fymptomes détaillés cy-deffus (§. LXXXIV.).
Rien ne fauroit mieux nous convaincre de la réalité des caufes de
cette maladie, & des effets d'un
fang trop alcalifé par la diffipation de ces acides, que le foula-
gement & quelquefois la guérifon
même que les fcorbutiques ob-
tiennent par le feul ufage des
plantes & des fruits acides.

§. LXXXVII.

Pour opérer une guérifon radicale d'un fcorbut de la premiere
efpéce, qui vient d'un air froid &
humide, il faut premierement diminuer la furabondance des parties
huileufes & alcalines des fluides,
réfoudre l'obftruction des glandes
& procurer leur évacuation. En

second lieu , il faut tâcher de maintenir les pores ouverts & de les fortifier, afin qu'ils ne se referment pas facilement de nouveau par l'impression du froid humide de l'air extérieur. Enfin on doit prendre soin d'adoucir & d'incrasser le sang par les remédes les plus efficaces.

Afin que le malade parvienne au premier de ces trois buts, il versera quelques onces d'esprit glacial sur une même quantité d'onces de lames ou de cloux de fer, qu'il laissera macerer pendant quelques jours dans un vaisseau de verre bien fermé, & dont il prendra soir & matin soixante à quatre-vingt gouttes dans une tasse refroidie de la tisanne suivante, de laquelle il boira encore d'abord après , plusieurs tasses chaudes.

» Prenez quatre onces de ra-

» cine de polipode, autant de celle
» de chiendent, autant de celle
» de squine, autant de celle de
» scorsonére, & autant de celle
» de zédouaire ; quatre poignées
» d'oseilles, & autant de cochlea-
» ria, d'ivette ou de chamœpitis ;
» deux livres de cerises noires pi-
» lées, deux onces de grains de
» geniévres. Coupez, pilez &
» broyez bien le tout ensemble,
» & conservez - le soigneusement
» dans un vase placé au sec. Pre-
» nez deux bonnes cuillers pleines
» de ce composé, versez-y un pot
» & demi d'eau de fontaine, que
» vous ferez bouillir jusqu'à la ré-
» duction d'un pot, & votre ti-
» sanne sera faite. » Si vous obser-
vez, au bout de quinze à vingt
jours, que la maladie diminue,
vous vous servirez pendant environ dix jours, de la confection &
de l'infusion prescrite cy - dessus

(§. LVIII) ; & fi vous n'êtes pas à même de vous la procurer, vous continuerez comme auparavant l'ufage des gouttes glaciales.

Quant au fecond point, on ne fauroit mieux déterger, ouvrir & fortifier les pores, qu'en fe frottant foir & matin, tout le corps affiduement avec une broffe propre à cet ufage, jufqu'à ce que la peau foit féche & chaude ; ce qui fortifie autant les fibres de la peau d'un fcorbutique, que le mouvement du cheval & du caroffe peut fortifier les vaiffeaux fanguins & les inteftins des phthifiques.

Le fang d'un fcorbutique eft fi clair & fi diffous qu'il pénétre fouvent dans des vaiffeaux où il ne devroit pas pénétrer, & caufe par là des pertes de fang, des hydropifies, &c. C'eft pour cela qu'il eft de toute néceffité d'ajoûter aux médicamens cy-deffus, une nour-

riture propre à ranimer & à incraſ-
ſer le ſang. Elle conſiſtera principalement dans des bouillons de
riz, d'orge, de grus d'avoine, aux-
quels on aura ajoûté en les fai-
ſant, quelque peu d'oſeille & de
la racine de ſquine. Les marins
feront bien de ſe pourvoir dans
leurs trajets de mer, de bons fruits
ſecs, cueillis dans leur point de
maturité, tels que des pruneaux,
pommes, ceriſes, &c. qui ré-
ſiſtent le mieux par leur acide, à
la putréfaction & à la diſſolution
du ſang. Pour étancher ſa ſoif,
le malade boira tantôt de la tiſanne ordonnée cy-deſſus, tantôt
de l'eau commune dans laquelle
il aura plongé un fer rouge à différentes repriſes ; il pourra encore
ſe ſervir d'une tiſanne refroidie,
faite d'une poignée de ceriſes
ſéches pilées, ſur leſquelles on aura
verſé de l'eau bouillante. Au lieu

de cerifes il pourra choifir quelquefois des tamarins qui lui tien-
dront le ventre libre. Si l'on ne
peut fe procurer ni des cerifes ni
des tamarins , on n'aura qu'à ver-
fer trois où quatre cuillers à caffé
pleines des gouttes glaciales fur
un pot d'eau douce. On la garantira par là de la corruption, &
on la confervera dans fa fraîcheur
pendant très-long-tems.

§. LXXXVIII.

Dans un fcorbut de la feconde
efpéce , qui vient d'une chaleur exceffive de l'air , de nourritures falées , échauffantes &
alcalines , & des eaux corrom-
puës ; il eft néceffaire , en premier lieu, de remplacer dans nos
fluides la diffipation des parties
nîtreufes, acides & réfiftantes à la
putréfaction, & de les renouveller. Enfuite il faudra remédier

à la diffolution du fang, l'incraffer de nouveau, détruire & évacuer fes âcretés.

Pour parvenir au premier but, on donnera au malade le matin, vers le foir, & avant de fe coucher, chaque fois une dofe de gouttes glaciales dans une taffe froide ou tiéde de bouillon ordinaire d'orge, fuivie de plufieurs autres, prifes chaudement.

L'autre but s'obtiendra par le régime de vie, que nous avons récommandé au (§. LXXXVII.). Le malade n'aura pas le même befoin de la broffe ; mais de l'opiate martiale (§. L V I I I.) & de la tifanne (§. L X X X V I I.) dès qu'il fera arrivé à terre ; il en fera ufage jufqu'à ce qu'il foit entierement rétabli.

§. LXXXIX.

On sçait par des expériences aussi longues que multipliées, que des sels dissolvans, rafraîchissans & volatils, les acides soit des plantes soit des sels nîtreux, des nourritures & boissons fortifiantes & adoucissantes, ont également la vertu de préserver nos corps des affections scorbutiques, & de les en guérir lorsqu'ils en sont actuellement attaqués.

Puis donc que cet esprit glacial ne renferme précisément que ces principes, comme nous l'avons fait voir (chap. I.) & comme on peut s'en convaincre aisément par une analyse chimique : nous avons tout lieu d'espérer, malgré le défaut de notre propre expérience dans une maladie si peu connue en Suisse, que nos gouttes, si elles n'exigent pas avec la même efficace & la même promptitude dans le fcorbut que dans les pleuréfies & les fiévres aiguës, elles opéreront néanmoins dans des cas fcorbutiques, des effets très-falutaires pour la confervation du genre humain. Quoique nous n'ayons pas eu occafion d'éprouver l'efficacité de notre médicament dans aucun cas de fcorbut parfait, puifque les habitans du continent en général, & fur-tout ceux d'un pays auffi élevé que la Suiffe, ne peuvent jamais tomber dans un tel degré de corruption de leurs fluides, qu'on puiffe appeller leur état un vrai fcorbut; cependant je m'en fuis fervi avec un parfait fuccès dans des maladies anologues, & qui en approchoient beaucoup. Quand on confidere d'un côté la qualité putride & alcaline du fang d'un fcorbutique, & de l'autre les ingrédiens nîtreux

& acides de ces gouttes, n'a-t-on pas lieu de fe flatter, que l'on fe garantira de cette maladie en s'en fervant avec modération ? Surtout fi l'on fait un fréquent ufage de bouillons de riz, d'orge, ou de grus d'avoine pour fon déjeûner ; & fi l'on a foin de bien fortifier les fibres de la peau, en la frottant affidument d'une broffe.

CHAPITRE XIII.

§. X C.

Des Vapeurs ou des Maladies nerveufes, hyftériques & hypochondriaques.

LEs affeétions hyftériques & hypochondriaques font des maladies des nerfs qui viennent de ce que les efprits animaux fe portent en trop petite ou en trop grande quantité dans les différentes parties du corps ; d'où réfultent les fymptomes fuivans.

La tête eft tantôt attaquée de violentes douleurs qui l'occupent, foit entiere foit en partie, & qui font fouvent accompagnées de vomiffemens ; tantôt de vertiges fubits, fuivis d'évanouiffemens, tantot de la perte de l'ouie, de la vuë, ou de la parole. L'on fent dans la gorge une certaine contraction & un étranglement, qui va quelquefois jufqu'à une fuffocation très-effrayante, & qu'on appelle communément le mal de mere, ou la fuffocation hyftérique. La poitrine fouffre par des fréquentes palpitations de cœur, par des anxietés & des oppreffions. Les poumons font incommodés par la toux. L'eftomach devient foible, enflé, fujet à des vomiffemens, à la crampe

&

& à des douleurs. Les viscéres
souffrent par des accès de coliques violentes, accompagnées de
diarrhée ou de constipation. Les
mains & les pieds deviennent froids
& souvent même roides. Chez la
plûpart des malades le mal attaque
l'ame même, tantôt par une joie,
tantôt par une tristesse extraordi-
naires, qui leur arrachent souvent
malgré eux & sans la moindre raison, tour à tour des larmes & des
éclats de rire. Souvent des riens,
une odeur forte, quoiqu'agréable,
produit des convulsions par tout
le corps, des envies de vomir,
des mal-aises & des défaillances.
Leur urine est abondante & pour
l'ordinaire claire & limpide. Souvent ces sortes de malades ont
une telle salivation, qu'on la croi-
roit excitée par le mercure; les
rapports de l'estomach, & les vents
dans les intestins, sont fréquens,

K

fœtides & âcres. Mais ce qui les tourmente le plus , & souvent à un degré insupportable , sont leurs angoisses & les inquiétudes de l'ame , occasionnées par des idées & des réflexions sans fin sur la mort, sur l'éternité , &c. par l'appréhension de quelques maladies ou de quelques malheurs. En un mot , tous les nerfs du corps , & par conséquent toutes les facultés de l'ame , sont sujettes aux attaques de cette triste maladie.

§. XCI.

Pour que chacun puisse se faire une idée juste de la nature & de la cure des maladies hypochondriaques & hystériques, ou des vapeurs , il ne sera pas hors de propos de nous étendre un peu sur leurs véritables causes. L'affoiblissement des nerfs est la base de tous ces maux , qui peuvent affliger également les

rois, les princes, les favans, les
perfonnes tranquilles & fédentai-
res, les débauchés, les voluptueux,
les pauvres, &c. dès qu'ils affoibliffent leurs nerfs.

La plûpart des parties de notre
corps font pourvues de nerfs, qui
fervent d'autant de canaux aux
fluides les plus fubtils, impercep-
tibles à nos fens, qu'on appelle
communément efprits animaux.

C'eft de la circulation libre &
fuffifante de ces efprits ou fluides
fubtils que dépendent les mouvemens, les liaifons & les différentes
fécrétions de tous les autres fluides
de notre corps, ainfi que le mouvement & la vigueur de tous nos
mufcles, la gaieté & la trifteffe de
notre ame.

Arrive-t-il que les nerfs, de quelque partie du corps que ce foit, fouf-
frent une compreffion trop grande
ou de trop longue durée, l'entrée &

le paſſage des fluides nerveux ſe
trouve par là empêché & ſuſpen-
du, & cette partie du corps ſe
trouve par là privée de ſa force
& de ſa vigueur ; de plus, on
fait qu'à chaque irritation des
nerfs, une plus grande quantité
d'eſprits animaux ſe porte du cerveau dans le lieu de leur irritation.

Lors donc que pluſieurs de nos
nerfs ſe trouvent expoſés à de
fréquentes irritations, par un exercice trop continuel ou trop répété
de nos ſens, ou par une trop
grande application de l'eſprit, &
qu'il ſe conſume une quantité ex-
ceſſive du fluide nerveux ; il en
réſulte de toute néceſſité un épuiſement, & une incapacité d'en
reparer auſſi-tôt la perte : de là une
diminution de la force de tous nos
organes, & une débilité générale
dans toutes les fonctions du corps.

C'eſt ce que l'expérience nous fait
appercevoir clairement à chaque
inſtant. Or comme il eſt démontré que la ſanté de l'homme dé-
pend d'une circulation libre , &
d'une diſtribution égale , meſurée
& juſte des eſprits animaux dans
toutes les parties du corps ; il ſera
aiſé d'expliquer par les effets de
l'affoibliſſement des nerfs, & par
l'épuiſement de leurs fluides , toute
cette multiplicité d'accidens ſur-
prenans , que nous remarquons
chez les hypochondriaques & chez
les femmes affligées de vapeurs ou
de maux hyſtériques.

Lorſque par exemple , on méne
pendant pluſieurs années une vie
ſi ſédentaire , qu'à peine on re-
muë les jambes , la circulation du
ſang ſe rallentit tellement , peu à
peu, par le défaut de la contraction
& de la dilatation des muſcles
dans les différens vaiſſeaux des in-

teſtins, des bras, des jambes, qu'il s'y raſſemble avec trop d'abondance, qu'il les dilate, & qu'il donne enfin aux fibres une telle tenſion latérale, qu'enfin elles ne peuvent plus ſe replier, ſe contraĉter & renouveller leur reſſort, pour donner au ſang cette impulſion & cette vélocité néceſſaire à ſa circulation & à ſes différentes ſécrétions ; c'eſt ce qui arrive ſurtout dans les veines, & ce qui occaſionne dans l'intérieur une tenſion pénible & un engorgement de ſang dans certains vaiſſeaux, pendant que dans d'autres la circulation ſe trouve gênée. De là vient que des perſonnes ſédentaires ſe plaignent ſi ſouvent de certaines expanſions pénibles d'un côté du ventre ou de l'autre, du froid aux pieds & aux mains, d'une oppreſſion à la poitrine, de palpitations du cœur, de grandes chaleurs au visage, de vertiges, de maux, de tensions douloureuses à la tête, de débilité d'esprit, d'anéantissement, &c. Ce qui prouve assez, que les vaisseaux de leurs viscéres sont dans un tel état d'obstruction, & regorgent tellement de sang, qu'il ne peut plus couler depuis la tête avec la vîtesse nécessaire dans les parties inférieures. Dans cet état d'une circulation rallentie, les fluides du corps ne se lient plus, & deviennent au contraire limpides & âcres; l'estomach perd sa force nécessaire pour bien digerer les alimens; la bile s'amasse en sr grande abondance dans le foie & dans la rate, qu'à la moindre occasion elle s'épanche dans les boyaux & dans la masse du sang; les viscéres n'ont plus la force requise pour faire pénétrer les sucs qu'ils filtrent. Les intestins ne peuvent expulſer l'air qu'ils contiennent, parce que les nerfs de ces parties ſont comprimés, & que le ſang ne peut plus acquérir la qualité qu'il doit avoir pour fournir aſſez de fluides nerveux au cerveau, & pour de là en diſtribuer une quantité ſuffiſante à toutes les parties du corps. Nous voyons par là comme tout le corps peut être affoibli par la compreſſion & l'inactivité des nerfs, & produire les différens ſymptomes dont nous venons de parler.

Mais notre corps eſt ſujet au même affoibliſſement, non-ſeulement par le défaut du mouvement de ſes parties, mais encore par un mouvement exceſſif, & par une trop grande diſſipation d'eſprits animaux. Nous le remarquons chez tous ceux qui ménent une vie trop appliquée. Des triſteſſes de longue durée, beaucoup d'anxiétés &

d’inquiétudes opérent les mêmes effets. Ceux qui ménent une vie diſſolue, & qui énervent leur corps par un uſage immoderé des plaiſirs de l’amour, ou de boiſſons échauffantes, par l’intempérance, par de fréquentes veilles, &c. diſſipent peu à peu une telle quantité de fluides nerveux, qu’ils ôtent enfin aux organes du corps, deſtinés à la réproduction des eſprits animaux, miniſtres & ſoutiens de la ſanté, la force d’en former de nouveaux, & de maintenir l’ordre & la perfection de l’œconomie animale. Ce qui paroîtra peut-être ſingulier, c’eſt que l’on remarque que plus il ſe diſſipe d’eſprits animaux, & plus les nerfs augmentent de ſenſibilité.

Quoique nous ne connoiſſions pas aſſez la nature des eſprits animaux, ou du fluide nerveux, pour expliquer le mécaniſme de leur opération & de leur action fur nos fibres, pour renouveller leurs forces, leurs refforts & leur élaſticité : nous pouvons toujours en attendant nous en tenir à l'ex-périence, & à ce qu'elle nous en-feigne dans le traitement de cette maladie.

Nous fçavons par exemple, à n'en pas pouvoir douter, qu'en réïtérant trop fouvent les plaifirs de l'amour, nous diffipons par les irritations & les mouvemens de tout le corps, une telle quantité de fluide nerveux, qu'il faut enfuite bien du tems, avant qu'on puiffe entierement en réparer la perte. Il en réfulte nombre de défordres dans toute l'œconomie animale ; les vaiffeaux lymphatiques tra-vaillent mal le fang ; il fe dépofe dans l'eftomach des glaires & des âcretés, parce qu'il n'a plus la vigueur néceffaire pour digerer

les alimens & pour évacuer les
sucs digestifs avec la vîtesse qui
seroit nécessaire : ses immondices,
au lieu d'être duëment séparées
& expulsées, sont entraînées par
le chyle dans le sang, où ils causent des épaississemens, des mucosités, des âcretés, des obstructions
dans les petits vaisseaux, des ex-
pansions & des compressions des
nerfs dans les grands.

Tous ces accidens, de même
que ceux qui suivent d'une vie
trop sédentaire, les convulsions,
l'épilepsie, la goutte, la consomp-
tion, les maladies de l'esprit &
une infinité d'autres, peuvent être
les effets des plaisirs de l'amour
trop réitérés, & d'autres causes
semblables d'un trop grand épui-
sement du fluide nerveux. Ces
mêmes symptômes ont souvent
quelques causes de plus chez les
femmes ; ils sont quelquefois l'effet

des pertes de fang confiderables, effuyées quelque tems auparavant par des régles trop abondantes, ou des fuites de couche fâcheufes.

§. XCII.

Puifque les affeƈtions hypo-chondriaques & hyftériques, ou les vapeurs, tirent leur fource de la débilité des nerfs & des fibres, ou d'un abord trop abondant des efprits animaux du cerveau dans différens organes du corps, dont les nerfs affoiblis ne font plus en état d'y réfifter : il fera donc né-ceffaire, avant toutes chofes, de rendre & d'augmenter à ceux-ci leur vigueur, fi nous voulons opé-rer une guérifon heureufe. Mais avant de rendre aux fibres relâ-chées & exténuées leur premiere force & leur élafticité, il faudra préalablement délivrer le corps de tous les obftacles qui peuvent empêcher l'effet des reſtaurans ſur ces mêmes fibres. Ces obſtacles ne ſont que ceux que ces nerfs ont produit eux-mêmes par leur débilité ; ſavoir les vicoſités , les glaires , les humeurs âcres , la bile & les autres fluides épaiſſis & devenus ténaces, au point de cauſer des obſtructions dans les petits canaux , de trop abreuver les petites fibres , d'en interrompre le jeu & le mouvement , & de les rendre enfin inſenſibles.

§. XCIII.

1°. Pour opérer ſon rétabliſſement , le malade prendra ſoir & matin, pendant l'eſpace d'environ quinze jours , chaque fois une doſe de 40. à 70. gouttes d'eſprit glacial, dans une taſſe d'eau fraîche, & boira d'abord après quelques taſſes chaudes de thé de chamœpitis , ou dè ſauge.

2°. Ces premiers quinze jours étant écoulés, il évacuera pendant trois jours de suite, par quelque purgation accoutumée, les humeurs dissoutes par les gouttes glaciales.

3°. Le quatre ou cinquiéme jour après avoir commencé ses évacuations, il se fera tirer huit à dix onces de sang, soit du bras, soit du pied. S'il arrivoit qu'après la purgation ou la saignée son mal s'augmentât, & qu'il tombât dans des accès d'évanouissemens ou de convulsions, (ce qui pourroit arriver, puisque tout ce qui affoiblit le corps augmente le mal,) le malade prendra une ou deux fois le même jour un grain d'opium, ou bien douze à dix-huit gouttes du laudanum liquide de Sydenham, dans une petite cuiller pleine de vin d'Espagne, ou d'autre vin fortifiant.

4°. Enfuite le malade commencera à travailler au rétabliffement
des forces de fes nerfs, de la maniere fuivante.

Il prendra chaque matin à jeun,
& chaque foir à quatre heures,
fix à huit pilules martiales compofées des ingrédiens ci-après :

» Prenez deux dragmes de l'ex-
» trait de mille-feuille, autant de
» celui de chardon béni, & autant
» de celui de la petite centaurée ;
» une dragme de l'extrait de mar-
» rube blanc, & autant de celui
» de quinquina ; une once de li-
» maille de fer préparée le plus
» finement qu'il eft poffible, au-
» tant de la teinture de mars
» helleborée de Wedelius, qu'il
» en faut, pour en former des
» pilules de deux grains chacu-
» ne. » (a)

(a) R. extr. millefolii, cardui benedicti,
centaurei minoris, aña drag. ij.

D'abord après avoir avalé la dofe prefcrite de ces pilules, on boira plein un verre ou deux, de l'infufion amére de fer, préparée de la maniere fuivante.

» On prend une livre de bri-
» fures ou de limaille de fer, &
» deux livres de tartre de vin bien
» pulverifé ; on y verfe quatre
» pots d'eau de fontaine qu'on fait
» bouillir jufqu'à la réduction d'un
» pot ; après quoi on y verfe de
» nouveau trois autres pots d'eau
» de fontaine, que l'on fait bouil-
» lir encore jufqu'à ce qu'on l'ait
» réduit à un feul pot. Après avoir
» laiffé refroidir ce dernier pot,
» on y ajoûte deux pots de vin
» d'Efpagne, ou de quelqu'autre
» vin ftomacal, & on filtre le tout

Extr. marrubii albi, cort. peruv. aña. drag. j.
Limat. martis fubtiliff. præp. onc. j.
C. tinct. martis hellebor. Wedelii, q. f.
F. pilulæ pond. gr. ij. d. ad. fcat.

au

» au travers d'un papier gris dans
» un vafe bien propre, dans lequel
» on aura mis une once d'écorces
» d'oranges, une once racines de
» gentiane, & autant de zédoaire,
» une poignée de germandrée &
» autant de chamœpitis. On gar-
» dera cette infufion dans un lieu
» tempéré, pour s'en fervir dans
» le befoin. »

Pendant que le malade fera ufage de ces pilules & de cette infufion fortifiante, il les fufpendra une fois tous les quatre ou cinq jours, pour prendre le foir en fe couchant, une dofe de gouttes glaciales; afin de ne pas donner aux fibres une tenfion trop fubite, ni au fang une circulation trop accélerée.

6°. Si l'on devenoit trop conftipé, on fufpendroit l'infufion amére & les pilules pendant quelques jours, & on feroit prendre au malade pendant cet intervalle, une once de sel laxatif de Sedlitz ou d'Angleterre, délayé dans un bon verre d'eau tiéde, suivi de plusieurs taffes de thé foible, afin de rafraîchir & d'évacuer les inteftins.

7°. Tandis que le malade fera ufage de nos médicamens, il prendra fouvent l'exercice du cheval, de la voiture ou d'une promenade modérée à pied ; ce qui ne contribuera pas peu à fortifier fes nerfs.

8°. Il évitera foigneufement tout ce qui a contribué, ou pourroit encore contribuer à l'avenir à l'affoibliffement de fon corps.

9°. Dans fes repas il aura l'attention de ne pas charger fon eftomac de trop de nourritures, ni de trop de boiffons ; afin qu'il n'ait pas à digérer au-delà de fes forces. Les meilleurs alimens qu'il puiffe

choisir sont les légumes , jardinages , compôtes de fruits; viandes
blanches , sur-tout rôties. Sa boif-
son ordinaire consistera dans du
vin détrempé avec de l'eau ; ou
bien de l'eau fraîche , où l'on aura
éteint plusieurs fois un fer rouge.

10°. Le malade fera très-bien de
se frotter assiduement les lombes
& les jambes , soir & matin , avec
une piéce de flanelle , ou d'une
autre étoffe de laine , jusqu'à ce
qu'il y sente un certain dégré de
chaleur.

11°. Si l'on est à même de se
procurer facilement des eaux mi-
nérales acidules, chargées de beaucoup de fer ; comme par exemple
celles de Pirmon , de Schwal-
bach, de Petersthal en Allemagne,
de Saint-Maurice aux Grisons ,
&c. ; on pourra en boire d'une
bouteille jusqu'à trois le matin ,
d'abord après avoir pris les pilules

compofées de fer ; & le foir on prendra avec les mêmes pilules un verre de l'infufion amére de fer , indiquée cy-deffus à l'article quatre.

12°. Les maladies hypochondriaques ou hyftériques , quand elles font héréditaires , fe traitent en tout de la même maniere ; mais elles exigent un peu plus de tems & de patience. On réïtérera même la cure chaque printems, jufqu'à ce que l'on foit venu à bout de déraciner le mal entierement.

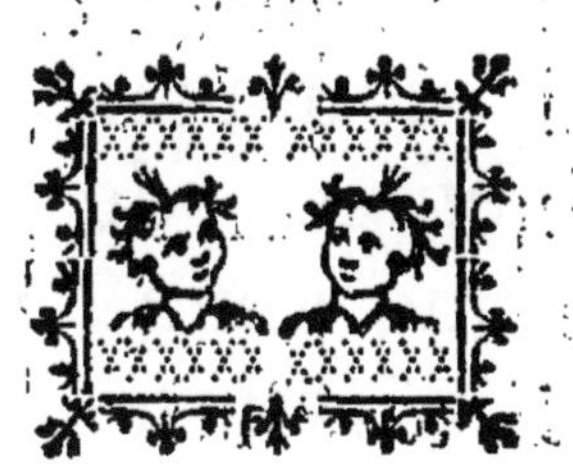

CHAPITRE XIV.

Des Maladies particulieres au Sexe.

§. XCIV.

De la Suppreffion & du Retard des Régles.

Lorfque chez une femme qui n'a pas encore atteint l'âge de quarante - cinq à cinquante ans, il arrive que cette portion du fang, que la nature lui fait évacuer communément une fois dans l'efpace de vingt - cinq à trente-cinq jours, par les parties de la génération, eft arrêtée fans qu'elle foit enceinte, elle eft attaquée d'une fuppreffion de régles, qui vient communément d'une furabondance d'humeurs & de vifcosités dans le sang. Dès que cette maladie se manifeste, la malade perd l'appetit & se plaint de lassitudes & d'accablemens par tout le corps, de douleurs aux jambes, de tensions au bas ventre & aux reins ; & son teint change, de rouge qu'il étoit dans l'état de santé, en pâle, livide, verdâtre, &c.

§. XCV.

La guérison de ce mal exige les précautions suivantes.

1°. Une saignée de huit à douze onces du pied, selon l'âge & les forces de la malade, & selon la durée de sa maladie.

2°. Après la saignée, une dose soir & matin d'esprit glacial, prise dans une tasse froide de thé foible (a) de tréfle de marais, suivie de quelques autres, prises toutes chaudes.

(a) *Trifolium fibrinum*.

3°. Après que la malade aura pris ces gouttes dix ou douze jours de fuite, elle prendra un doux émétique de vingt à vingt-cinq grains de poudre d'ipecacuanha, prife le matin à jeun dans du thé tiéde & peu chargé. Ou bien au lieu d'émétique, elle pourra prendre tous les matins pendant quatre ou fix jours, quinze à vingt grains de l'extrait panchymagogue de Crollius, formé en pilules.

4°. Si la fuppreffion ne céde pas encore entierement à ces remédes, la malade n'aura qu'à avoir recours aux pilules & à l'infufion de fer, comme nous les avons recommandées (§. XCIII. Art. 4.) & s'en fervir jufqu'à ce qu'elle foit parfaitement rétablie.

5°. Sa diéte ou fon régime de vie, fera auffi le même que celui que nous venons de confeiller aux hypochondriaques, & aux perfonnes fujettes aux vapeurs (§. XCIII. Art. 11.).

§. XCVI.

De la fuppreffion des Hémor-rhoïdes.

Cette maladie, qui n'eft autre chofe que la fuppreffion de l'écoulement du fang fuperflu de la veine porte, que la nature évacue par les veines hémorrhoïdales & par l'anus, exige à peu près le même traitement, que la fuppreffion des régles, dont nous venons de faire mention. Il ne différe, qu'en ce qu'il faut prefcrire au malade, au lieu d'émétiques, des purgations douces, après l'ufage des gouttes ; & de tems à autre, des lavemens émollients. Il fe fervira également des gouttes, des pilules & de l'infusion martiale, & suivra le même régime.

§. XCVII.

Des Fleurs blanches.

Lorsque le sang des femmes se trouve chargé d'humeurs & de mucosités, & que les organes de la matrice, qui servent à la sécrétion des régles, ainsi que les glandes du vagin, regorgeant de cette surabondance de viscidités, parviennent enfin à un tel état de relâchement & de foiblesse, qu'ils ne sont plus en état de se resserrer ; alors il en découle sans cesse, ou de tems à autre une quantité d'humeurs âcres & tenaces, qui offensent souvent les parties exposées à leur passage ; d'où résulte un dépérissement général de tout le corps, & les mêmes accidens que nous venons de détailler dans l'article de la suppression des régles.

§. XCVIII.

1°. La malade pour se délivrer de cette maladie, prendra pendant l'espace de huit à quinze jours de suite, soir & matin, une dose de gouttes glaciales dans du thé de tréfle de marais.

2°. Le neuviéme ou quinziéme jour elle prendra un doux émétique de vingt à trente-cinq grains de poudre d'ipecacuanha, dans de l'eau tiéde.

3°. Ensuite elle prendra soir & matin, cinq pilules martiales, avec l'infusion amére que nous avons conseillé (§. XCIII. Art. 4.).

4°. Dans cet intervalle, elle prendra tous les cinq jours, le matin à jeun, au lieu des pilules martiales, trente à quarante grains de poudre de rhubarbe, avec dix grains de poudre de canelle, dans un peu de thé ou de bouillon,

& continuera cette méthode jufqu'à l'extinction du mal.

5°. Elle pourra parfumer les
parties relâchées, de tems en tems,
avec une fumigation de maftic
& d'encens.

6°. Elle obfervera enfin le même
régime de vie , que celui que
nous avons indiqué cy - deffus
(§. XCIII. Art. 11.).

§. XCIX.

*De la fuppreffion des Lochies ou
des Vuidanges, & de celle des
Régles.*

S'il arrive à une femme de
fouffrir une fuppreffion fubite, foit
de fes régles , foit des lochies ,
lorfqu'elle eft en couche, & qu'elle
tombe par là dans des accès de
fiévres violens, des rêveries , &c.

1°. On la faignera tout de fuite
du pied, & on lui tirera huit à
dix onces de fang.

2°. Elle emploira l'efprit glacial pendant l'efpace de dix à douze jours, felon la méthode donnée cy-deffus (§. XCIII.).

3°. Si l'écoulement des régles ne revient pas encore comme à l'ordinaire, on lui appliquera des cataplâmes émollients au bas ventre ; on lui donnera des lavemens, & on lui fera prendre le matin, cinq pilules martiales indiquées cy-deffus(§. XCIII. art. 4.) avec quelques taffes de thé de tréfle de marais ; & le foir en fe couchant une dofe de gouttes glaciales.

4°. La diéte néceffaire dans cette maladie, eft la même que la précédente (§. XCIII. Art. 9.).

CHAPITRE XV.

Des différentes doses des Gouttes glaciales Helvétiques.

§. C.

UN enfant de cinq à dix ans, peut en prendre chaque jour, selon la nature de sa maladie, jusqu'à six fois, depuis quinze à trente gouttes à la fois, dans une tasse refroidie de thé, de la tisanne ou autre boisson, qui ne soit pas contraire à sa maladie ; & dont il boira d'abord après, plusieurs tasses chaudes à satiété.

Une personne âgée de dix à quinze ans en pourra prendre de même, jusqu'à six fois par jour, depuis trente jusqu'à cinquante gouttes à la fois, & de la même maniere.

Depuis l'âge de quinze jusqu'à quarante ans, on en peut prendre depuis quarante jusqu'à soixante-dix, & même quatre-vingt gouttes à la fois.

Dans des cas de violens délires, d'inflammations, de phrénésies, de catarres suffoquans, d'attaques d'apopléxie ; on peut en donner à la fois, à un adulte, depuis quatre-vingt jusqu'à cent gouttes & plus.

TABLE
DES MATIERES

Contenues dans ce Traité.

A.

M

D.

E.

M ij

G

H.

I.

L.

M.

Q.

R.

N

S.

T.

N iij

Fin de la Table.

USAGE
DE L'ESSENCE
HELVETIQUE,
OU DES
GOUTTES MERCURIELLES;

Contre les Maux Vénériens, & autres Maladies causées par l'épaississement de la Lymphe;

Par lequel on les guérit en peu de tems, sans friction ni salivation; comme il a été démontré par nombre d'exériences publiques, faites à Berne us les yeux des Facultés de Méd ne & de Chirurgie, en 175 , 1757 & 1758.

Par M. LANGHANS,

Docteur en Médecine, & Médecin pensionné de la Ville & République de Berne.

TRADUIT DE L'ALLEMAND.

M. DCC. LIX.

AVERTISSEMENT
DU TRADUCTEUR.

TÉmoin oculaire de l'efficacité & des succès assurés des Gouttes Mercurielles, dans toutes les espéces de Maladies Vénériennes, j'ai cru qu'il n'étoit besoin que de consulter l'humanité, pour en rendre la connoissance publique, & pour en étendre l'utilité au-delà des bornes étroites de ce Canton : elles y ont été découvertes & éprouvées d'une maniere à satisfaire toutes les personnes desti-

nées à fecourir l'homme affligé par des maux qui font
le fceau de fa foibleffe &
de fes miferes. Je fçais que,
préfenter au grand jour un
nouveau reméde contre les
atteintes d'un virus qui n'eft
que trop commun, c'eft fe
mettre au rifque d'être con-
fondu avec une foule d'Em-
pyriques, dont l'audace abufe
fans ceffe d'une aveugle cré-
dulité; mais celui-ci fe fou-
met aux expériences à faire
dans tous les Hôpitaux de
l'univers; & jouit d'ailleurs
de la réputation de M. Langhans, qui, foit eu égard à

la probité, foit eu égard aux talens, (*a*) ne fçauroit être

(*a*) Il eft connu dans la République des Lettres, par les ouvrages fuivans.

1°. Defcription de la Vallée du Siementhal, de fes glacieres, & d'une maladie épidémique, détruite en ces lieux en 1752. par M. le Docteur Langhans.

2°. Découverte d'un fpécifique contre la Confomption ; par le même. *Zurich*, 1758. *quatriéme édition, en Allemand.*

3°. Traité des Gouttes glaciales Helvétiques, contre toutes les maladies inflammatoires, contre les obftructions & les épuifemens ; par le même. *Zurich*, 1758. *feconde édition, en Allemand.*

Ce Traité vient de fe réimprimer de nouveau à Zurich, avec une atteftation de M. le Baron de Haller.

4°. Traité des polypes du cœur & des grands vaiffeaux du corps humain ; par le même. *Bafle, in-4°. en latin.*

mêlé avec cette vile populace, plus funeste aux humains, que la médecine ne leur est avantageuse. Il n'est pas difficile après de semblables explications, de pénétrer le motif qui m'a déterminé à traduire cet Ouvrage; & j'ose assurer que l'amour du bien public l'a emporté sur l'amitié particuliere qui m'unit à l'Auteur.

PREFACE
DE L'AUTEUR.

CET Ouvrage ne renferme que la description ordinaire d'une seule maladie. Je n'ai pas jugé à propos d'indiquer la composition précise & exacte du médicament qui la doit détruire : il est dangereux & funeste, de mettre des armes dans des mains ignorantes ; l'avidité du gain, en tentant souvent de le mettre en œuvre, n'expose qu'un trop grand nombre de malades à des accidens & des suites fâcheuses. Le mercure sçavamment préparé, est salutaire dans plusieurs maladies ; mais mal élaboré & mal purifié, on peut l'envisager comme une sorte de poison : dès que d'ailleurs, il n'est pas employé à propos, & avec prudence & les précautions convenables, son action est meurtriere. Je ne me suis pas, au surplus, attaché dans ce petit Traité, à écrire tous les effets des maux vénériens, & tous les différens accidens qui les accompagnent. Il suffit d'en avoir présenté une certaine notion, & d'avoir prescrit les régles que tout malade doit absolument observer pour obtenir une guérison parfaite & radicale. La méthode que j'indique est nouvelle, mais sure; je rougirois d'avancer ce fait, si une infinité d'expériences, que je suis prêt à réitérer à mes propres frais, ne l'avoit combattu.

J'observerai, que si une personne dans le cas de faire usage de l'Essence Helvétique, ou des Gouttes Mercurielles, se trouvoit en même tems affectée d'un virus scorbutique;

il

il faudroit pour lors , ainſi que la
ſaine pratique le conſeille , & l'expérience le confirme , commencer par
traiter & guérir le ſcorbut. Le plus
recommendable de tous les remédes
qu'on peut employer dans le traitement de cette maladie , outre celui
indiqué dans le Traité précédent ,
eſt le lait de vache , coupé avec
partie égale d'infuſion théiforme de
pointes ou ſommités de feuilles de
ſapin. Lorſque les ſymptômes du
ſcorbut ſeront diſſipés , l'uſage des
Gouttes Helvétiques éteindra ſûre-
ment ceux du virus vérolique.

Quant aux purgations & autres
remédes préparatoires , j'ai indiqué
les doſes uſitées & néceſſaires en
Suiſſe. On ſçait que la différence
des climats , de l'âge , des conſtitu-
tions , en exigent à leur égard une
qui ſoit proportionnelle & convenable à chaque individu.

Enfin , le régime que je preſcris

aux malades, n'est ni incommode ni dispendieux. Ils peuvent sortir & vaquer à leurs affaires pendant tout le tems qu'ils prennent les gouttes, pourvû qu'ils se garantissent du froid & de l'humidité, en s'habillant chaudement, & qu'ils ne s'échauffent pas par des exercices trop violens. Quant à la nourriture, ils peuvent prendre toutes celles qui ne sont point aigres, grasses, échauffantes. Un usage modéré même du vin leur est accordé, dès que l'inflammation a cessé ; pourvû qu'il ne soit pas acide.

BERNE, le 23 Juillet 1758.

Dʳ. LANGHANS.

USAGE
DE L'ESSENCE
HELVETIQUE,

*Dans les Écoulemens viru-
lens, ou les Gonorrhées.*

SECTION PREMIERE.

LES maladies vénériennes, quand elles ne sont pas héréditaires, se contractent par le commerce impur des deux sexes, dont l'un ou l'autre se trouve infecté.

Le premier degré de cette infection se déclare par une inflammation des parties génitales,
accompagnée de chatouillemens,
d'irritations & d'érections invo-
lontaires. Cette inflammation, oc-
casionnée par l'âcreté du virus,
qui épaissit les fluides, & donne
lieu à des obstructions dans les
vaisseaux lymphatiques, augmente
de plus en plus ; elle suscite des
tensions, des érections douloureuses & des érosions aux parties,
qui sont enfin suivies d'une supu-
ration. Alors une matiere épaisse,
jaunâtre, visqueuse & fœtide, découle de la verge & du vagin ;
elle se montre d'abord en petite
quantité ; le flux en est ensuite
plus ou moins abondant, à proportion du nombre & de la grandeur des ulceres produits dans l'u-
rétre, &c. Sa couleur est aussi
plus ou moins verdâtre, à raison

du degré d'âcreté du virus , ou
du degré de perverfion de la maffe
du fang de la perfonne infectée :
tels font les fignes caractériftiques
de ce que l'on appelle une gonorrhée virulente. Dans les hommes
fur-tout , elle excite des douleurs
cuifantes au moment où ils urinent.
Quelquefois elle provoque des
érections convulfives , fur-tout
pendant la nuit ; & la fiévre , la
pâleur, la lividité du teint , &
un abbattement dans tous les
membres , s'uniffent encore à tous
ces fymptômes.

Pour guérir radicalement cette
maladie , ainfi que tous les écoulemens virulens, ou chaude-piffes ,
on obfervera avant toutes chofes ,
de faire une faignée de huit, dix à
douze onces dès le commencement ; faignée, que l'on réitérera le
jour fuivant, fi le malade reffent de
grandes douleurs , & fi l'inflam-

mation eſt conſidérable;après quoi on le ſoulagera par les remédes ſuivans.

Donnez à chaque heure du ſoir une taſſe pleine & tiéde du lait d'amandes, compoſé ainſi qu'il ſuit.

» Prenez une once d'amandes » douces pelées, une demi-once de » ſemence de payot blanc, deux » dragmes de nître purifié & tri- » turé avec dix grains de cam- » phre; broyez le tout dans un » mortier de marbre, & verſez-y » en le broyant, dix onces d'eau » de fontaine bouillante; ajoutez- » y une demi-once de ſucre blanc; » paſſez l'émulſion par un linge » propre, & conſervez-la pour » votre uſage. »

2°. Faites boire au malade pendant le jour, beaucoup de tiſanne chaude, faite de bois de ſaſſafras, ou de gayac, ou de la racine de

fquine, ou de bois de réglisse, ou
d'une pincée de graines de geniévre pilées ; afin d'adoucir l'â-
creté de son urine.

3°. Appliquez sur les parties
enflées & enflammées, des cataplâmes émolliens & rafraîchissans,
ou faites des fomentations du même
genre, en prescrivant au malade
de garder le lit.

» Prenez deux poignées de fleurs
» de camomille, ou de plante de
» guimauve, de bouillon blanc,
» de melicot; &c. ajoutez-y autant
» de mie de pain blanc, & un peu
» de saffran ; infusez & humectez le
» tout dans de l'eau ou du lait
» chaud ; exprimez-en le liquide,
» mettez-en ce qu'il en faut sur une
» compresse de linge usé, & appli-
» quez-le chaudement sur l'inflam-
» mation, en le changeant dès qu'il
» commence à se refroidir. „

4°. Le moyen d'appaiser les ardeurs d'urine, est d'injecter dans l'urétre pendant quelques jours de suite, & plusieurs fois dans le même jour, du lait tiéde, coupé avec autant d'eau, & adouci avec un peu de sucre; à chaque injection, le malade retiendra le plus qu'il lui sera possible cette matiere injectée, en comprimant l'orifice de la verge, afin de donner à la liqueur le tems d'adoucir & de déterger les ulceres.

5°. Tant que l'inflammation, l'enflure & la grande douleur subsisteront, on ne fera encore aucun usage des gouttes mercurielles: mais dès que l'on s'appercevra d'une diminution, & que l'on ne sera plus dans le cas de recourir à la saignée, on ordonnera la purgation suivante.

» Prenez une dragme de jalap » en poudre, & vingt gouttes » d'huile de tartre par défaillance;

» mêlez-les ensemble, & faites-en
» une poudre, que vous prendrez
» en une prise. » Cette dose, ainsi
que les suivantes, doivent néanmoins varier, selon le climat,
l'âge & la constitution du malade.

En supposant que cette poudre
laxative ne produisît pas un effet
suffisant, prenez au lieu d'une
dragme, quatre scrupules de jalap en poudre, ou bien substi-
tuez-y l'émulsion purgative, dont
voici la recette.

» Prenez huit grains de résine
» de jalap, dissolvez-la dans
» autant de jaune d'œuf qu'il en
» faudra ; ajoutez-y une once &
» demie d'eau de canelle sans vin,
» & une demi-once de syrop rosat
» solutif ; mêlez le tout, & faites-
» le prendre le matin à jeun, en
» une prise, avec beaucoup de
» thé. »

Si l'on préfere des pilules, on prendra celles qui font décrites dans la formule fuivante.

» Prenez de l'extrait panchima-
» gogue de Crollius vingt-cinq
» grains, de la réfine de jalap
» trois grains, de l'huile d'anis dif-
» tillé une goutte ; dont on fera
» douze pilules purgatives à pren-
» dre le matin à jeun en une prife,
» avec du thé foible.»

6°. Le lendemain de la purga-
tion, ou dès le même foir en fe couchant, le malade prendra de-puis huit ou dix, fucceffivement jufqu'à trente, trente-cinq gouttes & plus, de l'effence mercurielle, dans une taffe de tifanne tiéde, après avoir remué le flacon.

» On peut faire cette tifanne
» avec le bois de faffafras coupé
» menu, en faifant bouillir lente-
» ment une poignée de ce bois
» avec trois bouteilles d'eau de

» fontaine, jusques à ce qu'elles
» soient réduites à deux.

On peut aussi prendre ces gouttes mercurielles dans du thé foible
refroidi, soit verd, soit bohé,
coupé avec du lait.

Au défaut du bois de saffafras,
ou du thé, on peut user de la
même quantité de racine de squine,
ou de réglisse, ou de genievre,
ou de gayac, infusé dans autant
d'eau de fontaine.

Le malade commencera par
prendre huit ou dix gouttes, &
les augmentera chaque fois de
deux, jusqu'à ce qu'il soit arrivé
au nombre de vingt-cinq, trente,
même de quarante, si son climat
& son tempérament peuvent le
permettre ; à moins que cette
quantité ne lui causât quelque colique, quelque vomissement, ou
ne lui portât à la bouche : car dans
ces cas, il en suspendra l'usage un

jour ou deux , & il en diminuera la dofe après s'être purgé, conformément à ce qui fera prefcrit dans les articles 8. & 9.

Auffi-tôt qu'on aura pris ces gouttes , le matin à jeun , & le foir en fe couchant , dans une taffe de thé ou de tifanne tiéde , on boira plufieurs taffes chaudes de la même tifanne ou du même thé, & l'on gardera le lit quelque tems , afin de fe procurer une douce moiteur.

Deux heures après , & le matin, le malade prendra , fans fe lever , un bouillon d'orge ou d'avoine gruée , clair & fans pain.

Il fe délayera fouvent pendant le jour avec les tifannes mentionnées cy-deffus ; ces tifannes feront tiédes & coupées avec le lait ; ou s'il l'aime mieux , il prendra du thé foible , pareillement coupé.

7°. Il continuera soir & matin, l'ufage de ces gouttes, de la maniere prefcrite, jufqu'à fon entiere guérifon, qui lui fera annoncée dans l'efpace d'environ trois femaines, par la difparition de tous les fymptomes, & par la mucofité blanchâtre & gluante qui fuccédera à fon écoulement.

8°. Il obfervera de fe purger une fois tous les fix, fept ou huit jours, s'il n'y a plus d'inflammation, & il fufpendra pendant les jours de purgation l'ufage des gouttes. Sa purgation fera une de celles que nous avons indiquées cy-deffus dans le cinquiéme article, & il la prendra dans du thé, ou du bouillon foible.

Il peut arriver qu'ayant été précédemment traité par la méthode ordinaire, ces gouttes lui procurent une nouvelle falivation; dès-lors il doit s'en abftenir, &

interrompre le cours du flux fali-
vaire, au moyen de quelques
évacuations; fauf à reprendre &
à continuer l'ufage des gouttes,
comme cy-devant, mais en moindre quantité.

9°. Si la colique affecte le malade, il boira pendant le jour de
tems en tems quelques bouillons
de gruau, ou d'orge; il fe tiendra chaudement, il renoncera aux
gouttes pendant un jour ou deux,
& il en diminuera enfuite la dofe.

10°. Dès que les plus grandes
douleurs feront calmées, ce qui
arrive ordinairement au bout de
peu de jours, il fe fervira trois
ou quatre fois par jour de l'injection fuivante, mais toujours tiéde,
jufqu'à ce que la matiere de l'é-
coulement paroiffe parfemée de
filamens blanchâtres, & ait acquis
la couleur & la confiftance du
blanc d'œuf.

» Prenez de la chaux vive mai-
» gre, de la groſſeur d'un poing,
» verſez ſur cette chaux un demi
» pot, ou une bouteille d'eau fraî-
» che de fontaine. Laiſſez infuſer
» vingt-quatre heures, verſez par in-
» clination. Remettez ſur la chaux
» reſtée au fond, un autre demi
» pot d'eau de fontaine fraîche, laiſ-
» ſez pareillement infuſer; les vingt-
» quatre heures étant écoulées, jet-
» tez la partie claire de cette eau,
» verſez par-deſſus la chaux reſtan-
» te, pour la troiſiéme & derniere
» fois, une troiſiéme bouteille d'un
» demi pot d'eau pure & fraîche.
» Enfin après avoir fait infuſer en-
» core vingt-quatre heures, verſez
» par inclination, & paſſez au tra-
» vers d'un linge double, dans
» un vaſe propre, pour vous en
» ſervir au beſoin, en ajoutant à
» chaque verrée de cette injec-
» tion, une cuiller à caffé pleine de
» miel roſat.

On doit nécessairement s'abstenir des alimens gras, acides ou aigres, échauffans, trop salés, & même de la viande pendant la durée de l'inflammation. Lorsqu'elle sera calmée, que les douleurs seront diminuées, & que l'écoulement tirera vers la fin, on pourra manger des viandes légeres & boire à la fin du repas un verre de bon vin blanc, mais il faut absolument se garantir du froid en sortant, & éviter de s'échauffer par des exercices trop violens.

SECTION

SECTION II.

De la Vérole.

NÉGLIGER d'apporter à tems du reméde à une simple infection vénérienne commençante, ne la pas traiter avec le soin, l'habileté & la prudence qu'elle exige, c'est donner lieu à la multiplication du virus & à l'augmentation de son âcreté, c'est lui ouvrir une voie dans la masse du sang, c'est assurer l'infection totale de tous les fluides du corps; c'est enfin occasionner la dégénération du mal, en celui qu'on appelle communément *la grosse vérole*. Qu'elle soit encore accompagnée d'une gonorrhée virulente, ou que celle-ci ait été mal à propos arrêtée par des remédes astringens, les symp-

P

tomes qui l'annoncent ont une évidence à laquelle il n'eſt pas poſſible de ſe refuſer.

Une laſſitude dans tous les membres; une haleine, une tranſpiration fœtide; des maux de tête fréquens; un teint pâle & défait; l'engorgement ou l'enflure, & l'endurciſſement des amigdales ou des glandes du cou, ainſi que de celles des aines; des inflammations, des enflures, des éroſions douloureuſes au nez, au palais & au perinée; des tumeurs au ſcrotum & aux aines qu'on appelle *bubons* ou *poulains*; des douleurs cauſées par la chaleur du lit; des carnoſités & excreſcences autour des parties génitales; de petits (*a*) ulceres

(*a*) On diſtingue les ulceres vénériens des autres, premierement en ce qu'ils ne rongent pas auſſi profondément; ſecondement en ce qu'ils s'étendent plutôt en large, & ne détruiſent ordinairement que la peau & la graiſſe; en troiſiéme lieu, par leur couleur plombée

fupurans , bordés d'une peau blanchâtre & dure , qu'on nomme des
chancres ; des (*b*) *exoftofes* , des
tumeurs ou enflures douloureufes ,
foit au front , foit au crâne ou à
la jambe ; l'inflammation des yeux ;
des taches plombées au vifage ,
& fur-tout au front ; des dar-
tres ou tumeurs féches , foit au parties honteufes , foit au vifage , à
la racine des cheveux , aux coins
de la bouche & du nez ; l'enflure
& la putréfaction des cartilages
& des os de cette derniere par-

& par les bords blanchâtres , durs & relevés ,
dont ils font environnés.

(*b*) Les tumeurs des os , lorfqu'elles font
véneriennes , fe manifeftent communément
d'abord au front & au tibia ; dans le commencement il n'y a point d'inflammation , & elles
paroiffent dures au toucher. Mais lorfqu'à la
fuite du tems , le virus vient à ronger la pelli-
cule qui couvre l'os , ou le périofte , elles s'en-
flamment , caufent des douleurs fenfibles , &
s'ouvrent quelquefois. Quand le virus parvient
enfin à corroder & à carier les os , il n'y
excite plus de douleurs.

tie, &c. font les ravages qui dé-
cèlent les progrès de cette maladie formidable.

1°. Pour en triompher pleine-
ment & fans crainte d'aucun fu-
nefte retour, il faut tirer dix à
quinze onces de fang, felon l'âge,
le tempérament du malade, &
felon le degré de l'inflammation
des parties infectées. Eft-elle confidérable, fur-tout aux parties
génitales, on réïtérera la faignée
deux ou trois jours après, en la
faifant moins forte.

2°. Le lendemain le malade
prendra une douce potion purgative, compofée

» D'une once de tamarins, d'une
» dragme & demie de feuilles de
» fené mondé, & d'une dragme &
» demie de la meilleure rhubarbe,
» le tout bouilli dans de l'eau de
» fontaine, jufqu'à la réduction de
» trois onces; en y ajoutant en-

» core une demi-once de manne,
» & autant de fyrop rofat folutif.
» On la prendra en une dofe tiéde,
» & le matin à jeun. »

Si le malade préfere une poudre,
un bolus, ou des pilules, il choifira celle des purgations qu'il voudra, & que nous avons indiquées
cy-deffus

» Ou bien on lui donnera vingt
» grains de l'extrait panchymago-
» gue de Crollius, mêlé avec dix
» grains de mercure doux, & formé
» en dix pilules pour une dofe. »

3°. Le même foir il prendra en
fe couchant, & continuera de
prendre chaque jour foir & matin,
les gouttes mercuriëlles, de la
maniere que nous avons prefcrite.

4°. Il obfervera de même l'u-
fage des bouillons de gruau d'a-
voine, des crêmes d'orge, du thé
foible coupé de lait, des tifannes

de saffafras, geniévre &c. que j'ai
recommandées dans le traitement
de la gonorrhée virulente.

5°. On ne seringuera la verge,
ou le vagin, que lorsqu'il y aura
un écoulement virulent, & alors
on emploiera les mêmes injec-
tions, le même ordre & la même
méthode dont j'ai parlé.

6°. Enfin le régime sera exactement le même que celui qu'on
doit faire observer dans le traitement de la gonorrhée.

SECTION III.

*Traitement des accidens ordinaires
qui surviennent dans les Maladies Vénériennes.*

LES tumeurs ou enflures au
scrotum, aux aines, &c. doivent être promptement dissipées,

& les moyens de les faire éva-
nouir, doivent précéder les purgations & l'usage des gouttes.
Ces moyens sont des saignées,
des applications de cataplâmes
émollients, faits avec les herbes
de ce genre, bouillis dans du lait,
ou le cataplâme de mie de pain.
Le tout sera mis sur la partie affectée, le plus chaudement que le
malade, qui se tiendra pour cet
effet au lit, ou couvert dans un
fauteuil, pourra le supporter.

Si l'inflammation est trop forte,
on peut réïtérer la saignée & employer la fumigation que je dé-
crirai dans un moment; après en
avoir reçu les vapeurs, on re-
prendra les cataplâmes.

Les exostofes au front, ou sur
les os de la jambe, cédent d'eux-
mêmes à la force des gouttes,
pourvû que le virus n'ait pas encore opéré des désordres que l'art

humain ne ſçauroit réparer. On
en hâte cependant la guériſon,
par l'application extérieure de
l'emplâtre mercurielle de Vigo.

Quant aux ulceres, chancres
& plaies extérieures, on ſe con-
tentera d'y mettre à différentes
repriſes par jour, de la charpie
fine, bien ſéche & bien propre,
après avoir préalablement détergé
la plaie, ou le chancre, avec de
l'eau tiéde, dans laquelle on peut
toujours mettre dix à douze gouttes de l'eſſence mercurielle ſur
chaque taſſe.

Les porreaux, les verruës,
condylomes, crêtes, ou autres
excreſcences du gland, du prépuce, ou des lévres, des nymphes
& du clitoris, tombent ordinairement d'eux-mêmes, par l'uſage
de l'eſſence mercurielle. Mais ſi
à la fin de la cure ils ne diſpa-
roiſſent pas, on les ôtera peu à

peu, en les liant avec de la soie fine, à leur racine; ou en les touchant avec un pinceau trempé dans du beurre d'antimoine. On prendra garde dans cette opération, de ne point empiéter sur la chair vive voisine; elle s'enflammeroit sur le champ, & causeroit au malade de grandes douleurs. Dans ce cas, on prendra » une demi-once de baume d'Ar- » cœus, on le fondra, & on y » trempera de la charpie, ou linge » effilé, qu'on appliquera deux ou » trois fois le jour, sur la partie » lésée. »

Personne n'ignore que l'on appelle *Paraphimosis*, l'enflure & l'inflammation du prépuce, portée au point de ne pouvoir plus envelopper & couvrir le gland, lequel participe lui-même de l'état de son enveloppe, & se trouve comme étranglé à la couronne, par l'espéce de ligature qui le comprime de toute part : cette situation est des plus fâcheuses & des plus à craindre.

Il s'agira d'abord de saigner le malade copieusement du bras ou du pied ; d'appliquer sur l'enflure les cataplâmes émollient, si l'inflammation subsiste ; & d'exposer la partie à la vapeur de vinaigre versé sur une tuile ardente, si le gonflement est œdémateux, & occasionné par des épanchemens fluides, tendres & blanchâtres.

Cette même enflure & inflammation du prépuce s'appelle phimosis, lorsqu'elle couvre & resserre tellement le gland, qu'on ne le peut plus découvrir. Alors le prépuce comprime fortement, irrite, enfle & corrode le gland par le virus qui ne peut plus avoir son écoulement, quelquefois même il se ferme entierement, & bouche par son enflure l'orifice de la verge, ce qui devient très-dangereux.

Cet accident doit être traité & guéri de la même maniere que le paraphimosis. On ne purgera le malade qu'après la guérison de l'un ou de l'autre de ces deux derniers accidens ; & on lui donnera les gouttes mercurielles dès que la plus forte inflammation sera abbattuë. Il pourra aussi se servir de bains tiédes.

Ce ne sont pas seulement les maladies vénériennes qu'on détruit par un usage méthodique de cette essence mercurielle ; mais encore toutes les autres maladies qui proviennent d'une lymphe épaissie : telles que les humeurs froides, (*a*) les cataractes qui

(*a*) Je n'allegue ici que mes propres expériences, faites publiquement dans nos Hôpi-

commencent à se former , les vieux abscès & ulceres , les enflures & engorgemens des glandes du cou , &c. en les traitant avec discernement.

taux, où par l'usage de mon essence & de quelques pilules savonneuses , j'ai guéri en peu de tems des personnes dont le cou étoit chargé de tumeurs squirrheuses & ouvertes, après avoir subi inutilement toutes les opérations mercurielles , & avoir été abandonnées comme incurables.

F I N.

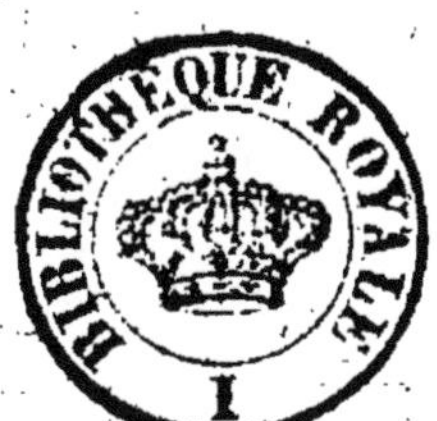